LIVRE DE CUISINE RÉGIME BARIATRIQUE 2023

recettes faciles pour perdre du poids et rester en bonne santé après une chirurgie bariatrique

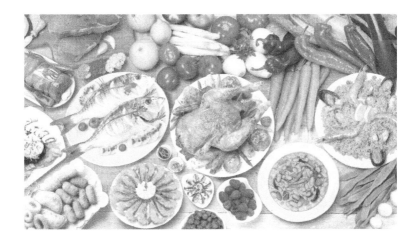

D.R SUNJIN KYLE

INTRODUCTION

Bienvenue dans le livre de cuisine régime bariatrique 2023, un guide complet conçu spécifiquement pour les personnes qui ont subi ou envisagent une chirurgie de la sleeve gastrique pour perdre du poids. Ce livre de cuisine propose une large gamme de recettes délicieuses et nutritives adaptées à vos besoins et restrictions alimentaires uniques après la chirurgie.

La sleeve gastrectomie, connue sous le nom de sleeve

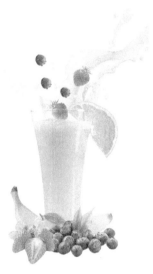

gastrectomie, consiste à réduire la taille de l'estomac pour favoriser la perte de poids. Après la procédure, la capacité de votre estomac est considérablement réduite, ce qui nécessite une attention particulière aux aliments que vous consommez. Ce livre de cuisine est une ressource précieuse, fournissant des recettes savoureuses qui sont équilibrées sur le plan nutritionnel et soutiennent votre parcours de perte de poids et votre bien-être général. notez que les images sont en noir et blanc.

À l'intérieur de ce livre de recettes, vous découvrirez une variété de plats alléchants qui satisferont vos papilles gustatives tout en vous aidant à maintenir un mode de vie sain. nos recettes prouvent que bien manger ne signifie pas sacrifier le goût ou la satisfaction.

DISCLAIMER

Les informations fournies dans ce livre de cuisine bariatrique sont uniquement destinées à des fins d'information générale et ne doivent pas être considérées comme un substitut à un avis médical professionnel, à un diagnostic ou à un traitement. Il est essentiel que vous consultiez un fournisseur de soins de santé qualifié ou un médecin avant de commencer tout nouveau programme de régime ou d'exercice ou si vous avez des questions concernant une condition médicale.

Les recettes, les plans de repas et les directives diététiques inclus dans ce livre de recettes sont spécifiquement adaptés aux personnes qui ont subi une chirurgie bariatrique ou qui suivent un mode de vie bariatrique. Cependant, il est important de noter que les besoins et les restrictions alimentaires individuels peuvent varier, et il est essentiel de demander des conseils personnalisés à un diététiste ou à un professionnel de la santé familiarisé avec la chirurgie bariatrique pour personnaliser ces recettes en fonction de vos besoins spécifiques.

Bien que nous nous efforcions de fournir des informations exactes et à jour, nous ne pouvons garantir l'exhaustivité, l'exactitude, la fiabilité, la pertinence ou la disponibilité des informations contenues dans ce livre de recettes. Par conséquent, toute confiance que vous accordez à ces informations est à vos risques et périls.

Les auteurs, éditeurs ou distributeurs de ce livre de cuisine ne peuvent être tenus responsables de toute perte, blessure ou dommage résultant de l'utilisation de ce livre de cuisine ou des informations qu'il contient. Cela comprend les dommages directs, indirects, accessoires, punitifs et consécutifs.

L'inclusion de marques, de produits ou d'ingrédients spécifiques dans les recettes n'implique pas une approbation ou une recommandation de la part des auteurs, éditeurs ou distributeurs de ce livre de cuisine. Il est de votre responsabilité de lire attentivement les étiquettes, de tenir compte des besoins alimentaires individuels et de prendre des décisions éclairées concernant la sélection et l'utilisation des ingrédients.

Les résultats individuels peuvent varier, et l'efficacité des recettes et des plans de repas pour atteindre une perte de poids ou gérer les conditions liées à l'obésité dépendra de divers facteurs, notamment l'adhésion au programme, le métabolisme individuel, l'exercice et la santé globale.

En utilisant ce livre de recettes, vous reconnaissez avoir lu, compris et accepté les termes de cette clause de non-responsabilité. Si vous n'êtes pas d'accord avec une partie de cette clause de non-responsabilité, veuillez vous abstenir d'utiliser ce livre de recettes.

Consultez toujours votre fournisseur de soins de santé ou votre diététiste avant d'apporter des changements importants à votre régime alimentaire, en particulier si vous avez des problèmes de santé sous-jacents ou si vous prenez des médicaments.

N'oubliez pas que même si ce livre de cuisine se veut une ressource utile, il ne doit pas remplacer un avis médical professionnel. Votre fournisseur de soins de santé devrait toujours être votre principale source d'information et de conseils en ce qui concerne votre santé et vos besoins alimentaires.

CONTENU

ALIMENTS AVEC DES LIQUIDES CLAIRES

Le lendemain de la chirurgie, vous commencerez un régime liquide clair qui se poursuivra pendant environ 4 à 5 jours. Pendant ce temps, vous devez vous efforcer de boire 3 onces de liquide clair toutes les 30 min. Cela peut être difficile au début après votre traitement, mais cela deviendra plus facile et plus agréable avec le temps ! Pendant ce temps, buvez avec précaution et évitez de boire des liquides avec une paille ou un chewing-gum, car ceux-ci peuvent provoquer des gaz et des ballonnements.

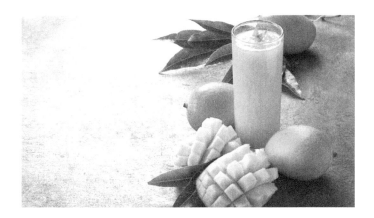

1. SMOOTHIE AUX PROTÉINES VERTES

Ingrédients

- 2 tasses d'épinards
- 1/8 cuillère à café de pâte de banane
- 1/8 cuillère à café de fraise
- 1/4 tasse de poudre de protéines de lactosérum
- 1/2 tasse de glaçons
- 2/3 tasse d'eau

des instructions

1. Mélanger à haute vitesse jusqu'à consistance lisse.

la nutrition

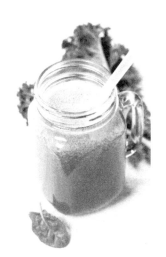

Ration : 0,5 recette | Calories : 88 kcal | Glucides : 5 g | Blanc d'oeuf : 15g | Gras : 1g | Lipides saturés : 1 g | | Cholestérol : 25mg

2. JUS DE POMME DILUÉ

Le jus de pomme dilué peut être préparé en créant un mélange d'eau 50:50.

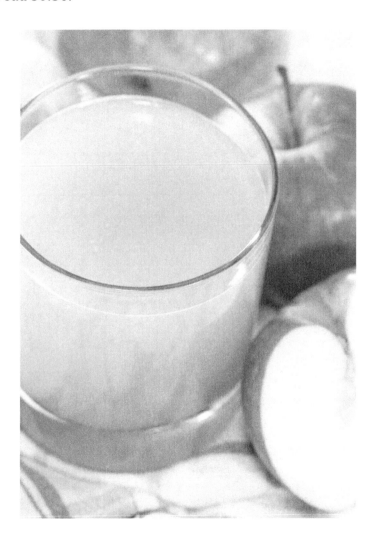

3. SHAKE DE PROTÉINES SIMPLE

Temps de préparation 5 min

Durée totale 10 min

Ingrédients

- 1 poignée d'épinards
- 3 à 4 fraises
- ½ banane
- 1 poignée de myrtilles
- Eau
- poudre de protéine

des instructions

1. Mixez et mixez le tout dans le blender.
2. Servir.

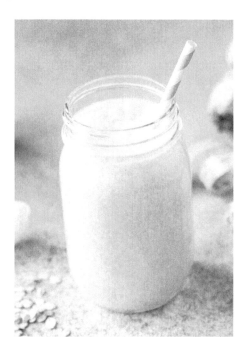

4. POPSICLES PADIALYTES

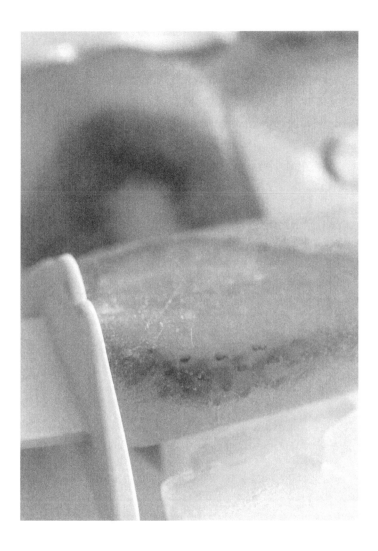

RÉGIME LIQUIDE COMPLET

Après environ 4 à 5 jours et lorsque vous êtes capable de consommer 48 onces de liquide clair par jour, vous pouvez passer à la deuxième étape de votre alimentation. Cette phase dure environ 7 à 10 jours et comprend des aliments mous ou ayant une consistance comparable au yogourt. Faites un effort pour manger toutes les 3-4 heures et ne sautez jamais un repas. Ces repas devraient être d'environ 12 tasses ou deux onces chacun. Vous devriez toujours boire au moins 48 à 64 onces d'eau pendant cette période.

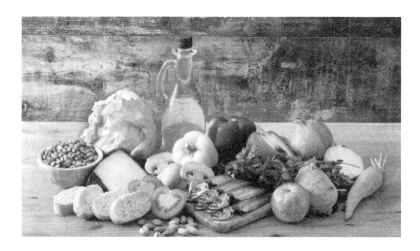

1. AVOINE À LA BANANE SIMPLE

Temps de préparation : 2 min

Temps de cuisson : 8 min

Ingrédients

- cuillère à soupe d'huile d'olive,
- 2 tasses de flocons d'avoine
- 2 bananes mûres, écrasées
- cuillère à café de sel rose
- 2 tasses d'eau
- Lait allégé

des instructions

1. Dans une casserole à feu moyen, faire fondre l'huile de noix de coco. Faire griller les flocons d'avoine 2-3 min, remuer fréquemment, jusqu'à ce qu'ils soient parfumés.
2. Ajouter le sel. Réduire à feu doux et verser lentement l'eau, le lait et la banane, en remuant constamment. Cuire pendant 5 min ou jusqu'à ce que les légumes soient tendres, puis retirer du feu. Goûtez et ajoutez deux pincées de sel supplémentaires au goût. Servir immédiatement pour une texture plus complète ou ajouter 1/2 tasse de lait pour un corps plus crémeux. Servez.

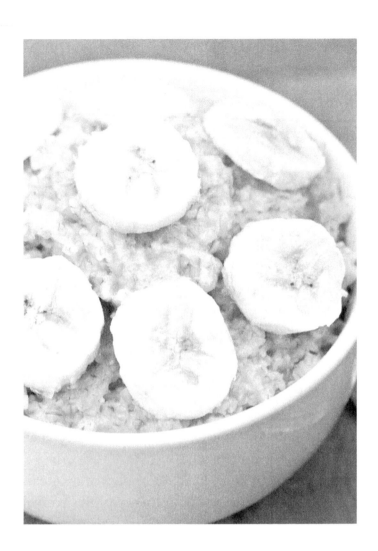

2. YAOURT GLACÉ À LA FRAISE

Préparation : 10 min

Ingrédients

- 140 grammes de fraises
- 405 g de lait écrémé
- 500 g de yaourt grec faible en gras

des instructions

1. La moitié des fraises doivent être hachées grossièrement

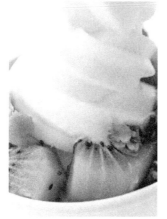

et le reste réduit en purée dans un robot culinaire ou un mélangeur.

2. Ajouter le lait à la purée de fraises. Dans un grand bol, ajoutez lentement le yaourt jusqu'à ce qu'il soit complètement mélangé. Ajouter les fraises hachées.

3. Verser le mélange dans un moule à pain ou un récipient, couvrir avec un couvercle ou envelopper hermétiquement dans un film alimentaire et congeler jusqu'à ce qu'il soit pris, au moins toute la nuit. Sortir le yogourt glacé du congélateur 10 à 15 min avant de servir.

La nutrition:

kcal173

3.ŒUF BROUILLÉ AU FROMAGE COTTAGE

Ingrédients

- 3 blancs d'œufs
- ½ tasse de fromage cottage
- Poivre noir

des instructions

1. Casser et battre les œufs
2. Remuez-les
3. Hacher finement la ciboulette
4. Combinez le tout dans un bol et MIXEZ !

La nutrition:

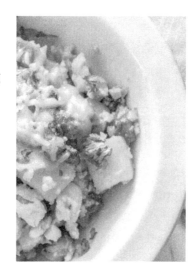

Calories : 287

Matière grasse : 15 g

Gras saturés : 5g

Sodium : 346mg

Glucides : 6g

Fibre : 0g

Blanc d'oeuf : 32g

4. DESSERT AU FROMAGE COTTAGE

Ingrédients

- ½ tasse de fromage cottage
- 1 banane
- 1 mesure de protéines en poudre

des instructions

1. Mélangez le tout dans un bol !
2. Il s'épaissira comme de la crème glacée molle si vous le conservez au réfrigérateur ou au congélateur pendant un certain temps.

La nutrition:

Calories : 335

Matière grasse : 11 g

Gras saturés : 3g

Sodium : 422 mg

Glucides : 19 g

Fibre : 3g

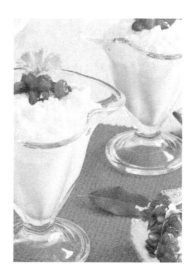

5. FLUMS AU COTTAGE CHEESE

Ingrédients

- 1 tasse de fromage cottage
- 1 tasse de fraises - surgelées
- 1 mesure de protéines en poudre

des instructions

1. Combiner tous les ingrédients dans un robot culinaire ou un mélangeur puissant.
2. Mélangez ou mixez le tout pendant 1 à 2 min.

La nutrition:

Calories : 591

Matière grasse : 15 g

Gras saturés : 2g

Sodium : 760mg

Glucides : 58 g

Fibre : 3g

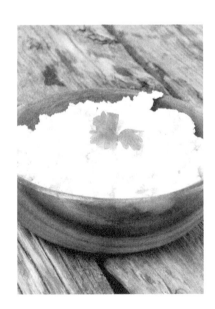

6. SAUCE AUX POMMES SANS SUCRE

Ingrédients

- Pomme

des instructions

1. Dans une grande casserole, mélanger les pommes et l'eau. prendre à ébullition, réduire à chaud quelques. Cuire, à découvert, pendant 15 min ou jusqu'à ce que les pommes se cassent facilement lorsqu'elles sont pressées avec des pinces. Réduire les pommes en purée avec un mélangeur à main jusqu'à l'obtention de la consistance désirée.

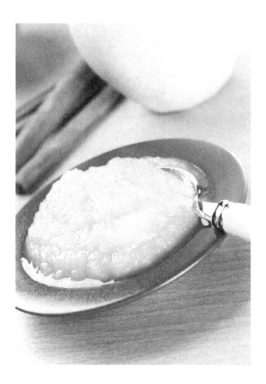

7. SOUPE AUX HARICOTS NOIRS

Temps de préparation 10 min

Temps de cuisson 10 min

Durée totale 20 min

Ingrédients

- 2 boîtes de haricots noirs, égouttés
- 1 oignon
- 1 cuillère à café d'ail
- Le sel,

des instructions

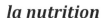

- Dans un robot culinaire ou un mélangeur, combiner 1 boîte de haricots et 1 oignon; Traiter jusqu'à l'obtention de la consistance lisse ou désirée.
- Dans une grande casserole, faire cuire la soupe à feu moyen-vif, puis ajouter l'autre boîte de haricots noirs et cuire 10 min.

la nutrition

Ration : 1 portion | Calories : 163kcal | Glucides : 32 g | Protéines : 9g | Fibre : 12g

8. SOUPE AUX CHAMPIGNONS

Préparation : 10 min

Cuisson : 25 min

Ingrédients

- 2 oignons moyens, hachés
- 1 gousse d'ail écrasée
- 500 g de champignons hachés
- Huile d'olive extra vierge

des instructions

1. Chauffer l'huile dans une grande casserole et faire revenir les oignons et l'ail pendant 8 à 10 min, ou jusqu'à ce qu'ils soient tendres mais pas bruns.
2. Cuire à feu vif pendant encore 3 min ou jusqu'à ce que les champignons soient tendres.

La nutrition:

calories 309

graisse 22 g

saturer 14g

glucides 14g

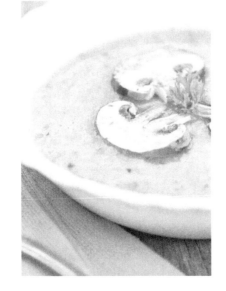

ALIMENTS DOUX ET HYDRATÉS

Vous commencerez cette phase du régime environ 2 semaines après l'opération. Chaque repas devrait être d'environ 12 tasses ou 4 onces, et ces repas devraient se séparer facilement avec une fourchette. Même si vous n'avez pas atteint cette quantité, vous devriez arrêter de manger dès que vous êtes rassasié.

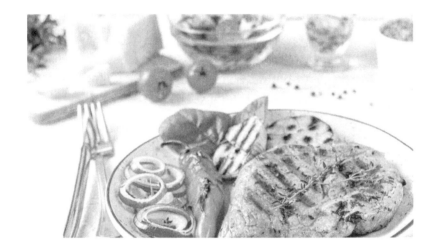

1. COLLATIONS

Temps de préparation 20 mn

TEMPS DE CUISSON 1 heure

INGRÉDIENTS

- ½ livre de dinde hachée
- cuillère à café de sauge moulue
- cuillère à café de poivre noir
- ¼ cuillère à café d'oignon
- 10-12 blancs d'œufs
- ½ tasse de paprika haché
- ½ tasse d'oignon haché
- 5 onces de pousses d'épinards
- Sel rose, poivre
- 4 onces de fromage cottage

DES INSTRUCTIONS

1. Chauffer le four à 375 deg F.
2. Combiner la dinde et tous les ingrédients dans une plaque de cuisson de 14 feuilles vaporisée d'un enduit à cuisson ou tapissée de papier parchemin et presser uniformément. Cuire au four environ 15 min ou jusqu'à ce que la saucisse soit complètement cuite.
3. Salez et poivrez les oignons et les poivrons hachés dans la poêle. Lorsqu'ils sont tendres, ajouter les épinards et laisser mijoter jusqu'à ce qu'ils soient complètement ramollis. Mélanger les légumes avec le mélange d'œufs. Verser dans la même poêle à 14 puits dans laquelle la saucisse a été cuite. Cuire au four de 20 à 25 min ou jusqu'à ce que les œufs ne vacillent plus au centre.

4. Laisser refroidir les œufs avant de couper la saucisse et les œufs en 8 morceaux chacun. Si vous envisagez de congeler vos sandwichs, séparez les morceaux de saucisse et d'œuf avant l'assemblage.

5. Placez un morceau d'œuf, de saucisse et de fromage au milieu du semi-wrap et repliez le dessus pour faire vos sandwichs du petit-déjeuner. Enveloppez-le dans du papier ciré et congelez-le dans un sac de congélation. Pour un emballage croustillant, passez au micro-ondes pendant 90 secondes à 50 % de puissance, puis passez au micro-ondes une min supplémentaire à pleine puissance ou chauffez dans le four grille-pain.

la nutrition

Portions 8,0 Calories 202 Lipides totaux 9 g Cholestérol 24 mg Sodium 583 mg Potassium 261 mg Glucides totaux 10 g

2.SALADE DE THON

Temps de préparation 5 min

Durée totale 5 min

Ingrédients

- 16 onces. Thon en conserve
- 1-2 cuillères à soupe de mayonnaise faible en gras
- 2 cuillères à soupe de yaourt,
- Sel rose
- Poivre noir

des instructions

1. Remplissez à moitié un petit robot culinaire de beignets de thon.
2. Pulser le thon jusqu'à ce qu'il se défasse.
3. Remplissez un bol à moitié avec le mélange de thon râpé.
4. Combiner le mélange de thon avec la mayonnaise et le yogourt.
5. Pour incorporer tous les ingrédients, mélangez-les.
6. Assaisonner de sel et de poivre.
7. Les portions sont de 14 tasses (2 oz).

la nutrition

Portion : 1/4 tasse | Calories : 78kcal | Glucides : 1,7 g |
Protéines : 10,5 g | Matières grasses : 2,9 g | Lipides saturés :
0,6 g | Acides gras polyinsaturés : 2,1 g | Cholestérol : 19,3 mg |
sodium : 104,9 mg | Fibre : 0g |

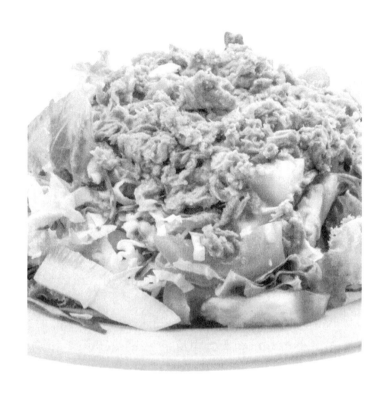

3. BLANC D'ŒUF

TEMPS DE CUISSON : 10 MIN

TEMPS TOTAL : 20 MIN

INGRÉDIENTS

- 1 cuillère à soupe d'huile d'olive
- 2 cuillères à café d'ail haché
- 8 blancs d'œufs
- Le sel

- poivre noir, 1/4 cuillère à café

DES INSTRUCTIONS

1. Faire chauffer l'huile dans une poêle.
2. Lorsque l'huile est chaude, ajouter l'ail et cuire quelques secondes jusqu'à ce qu'il commence à prendre une légère couleur.
3. Dans une autre casserole, battre les blancs d'œufs. Baisser la temperature
4. Assaisonnez de sel et de poivre et continuez à mélanger les blancs d'œufs avec une spatule pour éviter les grumeaux.
5. Une fois que les blancs d'œufs sont cuits à 80 %, éteignez le feu. La chaleur de la poêle les maintiendra en cuisson.
6. Servir le pain grillé avec le pain de blé entier et servir en accompagnement.

ALIMENTS

Calories : 99kcal | Glucides : 1g | Protéines : 6g | Matières grasses : 7 g | Sodium : 100mg | Potassium : 113 mg | Vitamine C : 1,2 mg | Calcium : 11mg | Fer : 0,2 mg

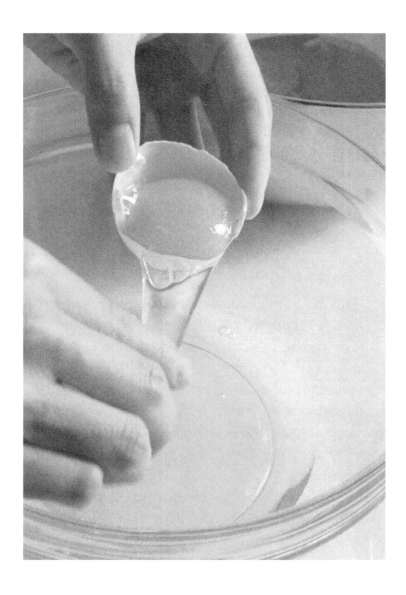

4. SAUMON AU FOUR AU BEURRE À L'AIL

Temps de préparation 10 min

Temps de cuisson 25 min

Durée totale 35 min

Ingrédients

- pommes de terre, coupées
- 2 cuillères à soupe d'huile d'olive
- 1 1/2 cuillères à thé de sel, divisées
- cuillère à café de poivre noir
- 170 g de filets de saumon sans peau
- 2 1/2 cuillères à soupe d'ail émincé, divisé
- persil, 2 cuillères à soupe
- 1/3 tasse de jus de citron pressé
- tasse de beurre non salé
- 3 bottes d'asperges,
- bouillon de poulet faible en sodium
- 1 citron tranché, décorer

des instructions

1. Chauffez le four à 400 degrés Fahrenheit. Placer les pommes de terre sur une grande plaque à pâtisserie à rebords avec de l'huile, 1/2 cuillère à soupe d'ail, 1/2 cuillère à café de sel et 1/4 cuillère à café de poivre. Étalez-les uniformément et faites-les griller pendant 15 min ou jusqu'à ce qu'ils soient tendres et légèrement dorés.

2. Placer le saumon au centre de la plaque à pâtisserie et réserver les pommes de terre. 1 1/2 cuillères à soupe

d'ail haché et 2 cuillères à soupe de persil doivent être appliquées uniformément sur le poisson. Pliez les asperges sur le côté opposé de la poêle.

3. Mélanger le saumon et les asperges avec 1/4 tasse de jus de citron et 1/4 tasse de beurre fondu.
4. Remettre au four et cuire jusqu'à ce que les pommes de 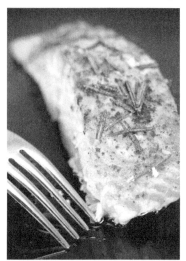 terre soient dorées et tendres et que le saumon soit entièrement opaque, environ 20 min (environ 10 min). Des bords carbonisés facultatifs peuvent être obtenus en faisant griller pendant les 2 dernières min.
5. Mélanger le reste du beurre, l'ail, le jus de citron et le bouillon de poulet dans un petit bol. Servir avec des tranches de citron, des légumes et du poisson.

la nutrition

Calories : 513 kcal Protéines : 37 g | Matières grasses : 38 g | Gras saturés : 15 g | Cholestérol : 154mg | Sodium : 970mg | Potassium : 1 549 mg | Fibre : 5g | Vitamine A : 1450 UI

5. SAUMON FRIT

Préparation : 1 min

Faire bouillir : 5 min

Ingrédients

- 150 g de filets de saumon,
- ½ cuillère à soupe d'huile d'olive
- 20 grammes de beurre non salé
- ½ citron, en jus

des instructions

1. assaisonner les filets de saumon par sel, poivre. Chauffer l'huile et le beurre dans une poêle antiadhésive à feu moyen-vif, en remuant la poêle jusqu'à ce qu'ils soient fondus et mousseux, puis augmenter le feu. Lorsque le beurre commence à bouillonner, placez les filets de saumon dans la poêle, côté peau vers le bas, et faites cuire jusqu'à ce qu'ils soient croustillants, 3 min. Retourner les filets, réduire à feu doux et cuire encore 2 min, puis arroser de jus de citron. Transférer le saumon dans un plat et arroser du reste de jus de cuisson beurré.

La nutrition:

calories 524

Gras 44g

saturer 15g

Glucides 0.3g

Fibre 0.3g

protéine 31g

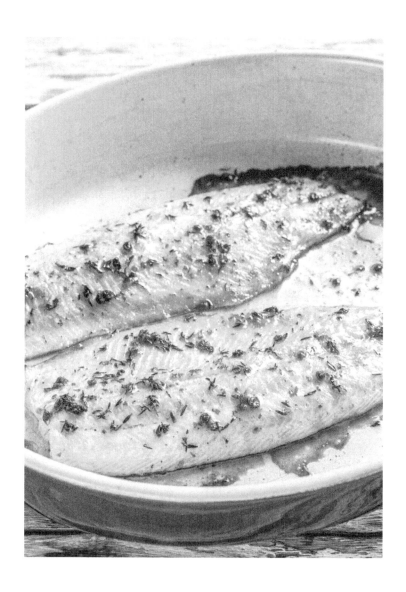

6. HARICOTS FRITS

Temps de préparation : 10 min

Temps de cuisson : 15 min

Durée totale : 25 min

INGRÉDIENTS

- huile d'olive extra vierge
- 1/2 tasse d'oignon haché
- cuillère à café de sel rose
- 2 gousses d'ail hachées
- 2 boîtes de haricots
- 1/2 tasse d'eau
- de coriandre hachée

- jus de citron vert

DES INSTRUCTIONS

1. Dans une casserole moyenne à feu moyen-élevé, chauffer l'huile d'olive jusqu'à ce qu'elle scintille. Ajouter les oignons et assaisonner de sel. Cuire, en remuant régulièrement, de 5 à 8 min ou jusqu'à ce que les oignons soient tendres et translucides.
2. Maintenant, l'ail doit être ajouté. Cuire, en remuant régulièrement, environ 30 secondes ou jusqu'à ce qu'il soit aromatique. Mettez les haricots égouttés et l'eau dans la casserole. Cuire à feu doux 5 min.
3. Retirez le couvercle et réduisez le feu à doux. Écrasez environ la moitié des haricots avec un pilon à pommes de terre ou le dos d'une fourchette jusqu'à l'obtention de la consistance désirée. Cuire les haricots, à découvert, pendant 3 min supplémentaires, en remuant fréquemment.

4. Ajouter la coriandre et le jus de citron après avoir retiré la casserole du feu. Assaisonner au goût avec du sel supplémentaire et du jus de citron si nécessaire. Si les haricots semblent secs, arrosez-les d'un peu d'eau et mélangez.

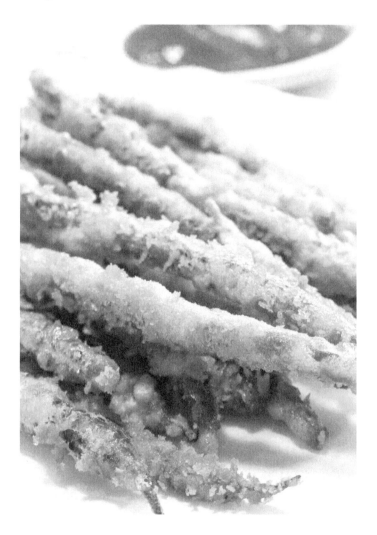

7. HARICOTS FRITS RAPIDE ET FACILE

Préparation : 10 min

Cuisson : 10 min

Total : 20 min

Ingrédients

- 2 cuillères à soupe d'huile d'olive
- 2 gousses d'ail, pelées
- 2 boîtes de haricots
- Le sel
- ½ citron vert, jus

des instructions

1. Dans une poêle épaisse, chauffer l'huile de canola à feu moyen-vif.
2. Cuire les gousses d'ail dans l'huile chaude pendant 4 à 5 min, en remuant une fois, jusqu'à ce qu'elles soient dorées des deux côtés. À l'aide d'une fourchette, écrasez les gousses d'ail dans la poêle.
3. Ajouter les haricots et le sel à l'ail écrasé et cuire 5 min ou jusqu'à ce que les haricots soient bien chauds. Remuer une fois entre les deux.
4. Pour obtenir la bonne texture, écrasez les haricots avec un pilon à pommes de terre. Presser le jus de citron vert sur la purée de haricots et mélanger jusqu'à ce que le tout soit bien mélangé.

la nutrition

Par portion : 132 calories ; blanc d'œuf 5 g; glucides 16,1 g; matières grasses 5,6 g ; sodium 323,2 mg

8. BRUNCH AUX CHAMPIGNONS

Préparation : 5 min

Cuisson : 12 min - 15 min

Ingrédients

- 250 grammes de champignons
- 1 gousse d'ail
- 1 cuillère à soupe d'huile d'olive
- 4 blancs d'œufs

des instructions

1. La gousse d'ail doit être écrasée et les champignons

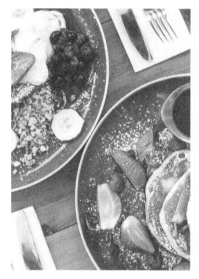

doivent être coupés en tranches. Dans une grande poêle antiadhésive, chauffer l'huile d'olive et faire revenir l'ail à feu doux pendant 1 min. Cuire jusqu'à tendreté.
2. Maintenant, cassez les œufs et faites cuire à feu doux pendant 2-3 min. Couvrir et cuire 2 à 3 min supplémentaires, ou jusqu'à ce que les œufs soient cuits à votre goût. Servir avec du pain grillé régulier ou céto pour une variation.

9. SOUPE AU CHOU-FLEUR

Temps de préparation 10 min

Temps de cuisson 10 min

Durée totale 20 min

INGRÉDIENTS

- 2 livres de chou-fleur
- Sel poivre
- Huile d'olive
- Idées de couverture facultatives
- Un filet d'huile d'olive, du fromage

DES INSTRUCTIONS

1. Séparez le cœur épais et les feuilles du chou-fleur. Nettoyez les bouquets et coupez-les en petits morceaux.
2. Porter 1 pinte (4 tasses) d'eau à ébullition dans une casserole moyenne. 2 cuillères à café de sel agité jusqu'à dissolution. Mettez les bouquets de chou-fleur dans la marmite. Ramenez l'eau à ébullition, puis éteignez le feu. Laisser cuire le chou-fleur pendant 5 min ou jusqu'à ce qu'il soit extrêmement tendre et tendre.
3. Séparez les bouquets de l'eau de cuisson à l'aide d'une écumoire et réservez l'eau de cuisson salée.
4. Remplir un mélangeur à moitié avec du chou-fleur cuit et mélanger jusqu'à consistance lisse. Versez lentement l'eau de cuisson jusqu'à ce qu'elle atteigne la moitié du chou-fleur cuit.
5. Couvrir doucement le mélangeur et mélanger jusqu'à ce que la soupe soit une purée lisse, en raclant les côtés au

besoin. Vous devrez peut-être ajouter plus d'eau de cuisson pour obtenir une texture épaisse. La soupe deviendra plus soyeuse et onctueuse au fur et à mesure qu'elle sera mélangée. mélanger un peu d'huile d'olive

6. Répétez la même chose avec le lot de chou-fleur restant. Servir la soupe immédiatement. Le récipient Tupperware couvert conservera les restes pendant 1 à 2 jours ; Après chauffage, la soupe doit être remuée.

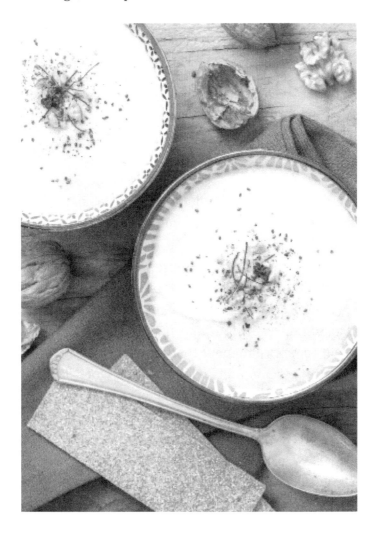

10. SHAKES POUR PERDRE DU POIDS

TEMPS DE PRÉPARATION 5 min

TEMPS TOTAL 5 min

INGRÉDIENTS

- 1/3 tasse d'eau
- Jus de 1/2 petit citron
- 2 tasses d'épinards
- 1/4 d'avocat pelé
- 1 tasse de pêches surgelées
- 1/4" tranche de gingembre
- 1 cuillère à café de chia
- ou graines de lin
- 1 mesure de protéines en poudre

DES INSTRUCTIONS

1. Remplissez le mélangeur d'eau. Du jus de citron, des légumes, de l'avocat, des pêches, du gingembre, des graines et de la poudre de protéines sont saupoudrés sur le dessus. Mélanger une poignée ou deux de glaçons pour mélanger.

2. Placer le couvercle sur le mélangeur et mélanger jusqu'à consistance lisse, en utilisant la farce pour aider.
3. Ajouter plus de glace pour épaissir et refroidir, ou plus d'eau pour diluer. Servir dans des verres avec une pincée de graines sur le dessus et consommer immédiatement.

ALIMENTS

Quantité par portion : CALORIES : 279 GRAISSES TOTALES : 11 g GRAS TRANS : 0 g CHOLESTÉROL : 0 mg GLUCIDES : 24 g FIBRES : 8 g PROTÉINES : 26 g

PHASE IMPORTANTE

APRÈS 4 À 6 SEMAINES

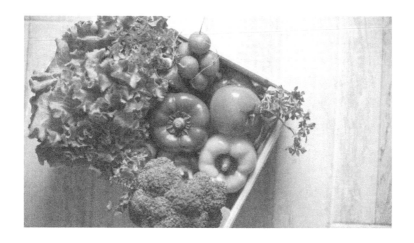

1. MUFFINS À LA TARTE À LA VIANDE

temps de préparation 15 mn

Temps de cuisson : 40 min

durée totale 55 min

Ingrédients

- 1 poitrine de dinde hachée
- 1 tranche de pain multigrains
- 1 tasse d'oignons coupés en dés
- 1 oeuf,
- de sauce, tomate
- ½ tasse de sauce barbecue sucrée
- ¼ cuillère à café de sel
- Poivre moulu

Ajout:

- ⅓ tasse de sauce barbecue

des instructions

1. Préchauffer le four à 350 degrés Fahrenheit. Vaporiser un moule à muffins ordinaire de 12 tasses d'un aérosol de cuisson. Remplissez simplement 9 muffins au pain de viande au lieu de 12 puisque cette recette donne 9 muffins au pain de viande. Séparé de l'équation.
2. Pour faire la chapelure, suivez ces étapes : 1 tranche de pain multigrains, grillée. Placer dans un mélangeur et mélanger jusqu'à consistance grumeleuse.
3. Dans un grand bol, mélanger la dinde, la chapelure, l'oignon, l'œuf, la sauce tomate, 12 tasses de sauce barbecue, le sel et le poivre. Bien mélanger avec vos

mains ou une grande cuillère jusqu'à ce qu'il soit bien incorporé.

4. Remplir à moitié 9 moules à muffins avec le mélange de pain de viande et aplatir le dessus. Étendre uniformément 34 cuillères à soupe de sauce barbecue sur chaque muffin au pain de viande.

5. Préchauffer le four à 400°F et cuire pendant 40 min. Pour détacher les muffins du moule, passez un couteau autour de chacun. Transférer dans une assiette.

la nutrition

115 calories, 1,6 g de matières grasses, 18 g de protéines, 18 g de glucides, 1 g de fibres, 317 mg de sodium,

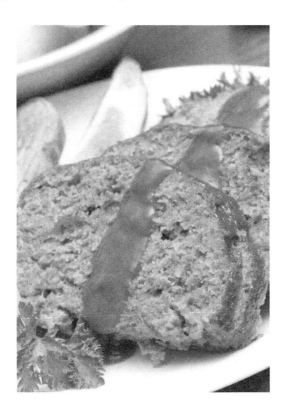

2. ENCHILADAS AU POULET À LA CRÈME

Temps de préparation 5 min

Temps de cuisson 30 mn

Durée totale 35 min

Ingrédients

- 3 cuillères à soupe de beurre
- 6 cuillères à café d'eau
- 2 tasses de bouillon de poulet
- de sel rose
- 1/8 cuillère à café de poudre de piment chipotle
- 1/4 cuillère à café d'origan
- 4 onces de piments verts hachés
- 3 blancs de poulet entiers
- 1 tasse de crème sure
- tasses de riz au chou
- 2 tasses de fromage râpé
- épaississement
- 3 cuillères à soupe de farine
- de fécule de maïs
- 3 pointes de poudre d'arrow-root

des instructions

1. Le beurre doit être fondu dans une grande poêle à feu moyen-vif.
2. Mélangez l'ingrédient épaississant et l'eau froide dans une bouillie (mélangez et fouettez jusqu'à consistance lisse) et versez dans votre casserole.

3. Mettez le bouillon de poulet et remuez dans un mélange. Battre encore 2-3 min ou jusqu'à ce que la sauce soit lisse et épaisse.
4. Ajouter les poitrines de poulet dans la poêle et

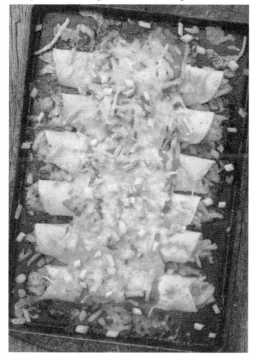

assaisonner avec de la poudre de piment chipotle, du sel, de l'origan et des piments verts. Porter à ébullition, réduire à feu doux, couvrir et cuire 15 min ou jusqu'à ce que le poulet soit bien cuit.

5. Séparez le poulet de la poêle, gardez le feu doux et déchiquetez-le en petits morceaux sur une assiette.

6. Remettre le poulet dans la poêle avec le chou-fleur et ajouter la crème sure.

7. Remuer jusqu'à bien mélanger. Cuire 5 min avec le couvercle sur la casserole.
8. Laisser mijoter à feu doux jusqu'à ce que le fromage ait fondu sur le dessus.
1. 9e service.

3. ENCHILADAS AU POULET

Temps de préparation 10 mn

TEMPS DE CUISSON 25 min

TEMPS TOTAL 35 min

Ingrédients

- 2 livres de poulet, coupé en dés
- 1-2 cuillères à soupe d'huile d'olive
- 1 tasse d'oignon, haché
- de piments verts
- 1 cuillère à café de cumin
- pâte de piment en poudre, 1/2 cuillère à café
- 1 bouteille de sauce enchilada
- 8 tortillas Mission Carb Balance
- 2 tasses de fromage râpé,
- Huile de pulvérisation antiadhésive

des instructions

1. Préchauffer le four à 350 deg F.
2. L'huile d'olive doit être chauffée dans une grande poêle à feu moyen-vif. Cuire 3-4 min ou jusqu'à ce que les oignons ramollissent.
3. Cuire jusqu'à ce que les morceaux de poulet de la taille d'une bouchée soient blancs à l'extérieur, puis ajouter le cumin et la poudre de chili. Le poulet n'est pas cuit à ce stade et finira sa cuisson au four. Ajouter les piments verts égouttés.
4. Vous pouvez utiliser du poulet frit ou tout autre type de poulet effiloché que vous avez sous la main. Les enchiladas à faible teneur en glucides sont un excellent moyen d'utiliser les restes de poulet effiloché.

5. Assemblez l'enchilada à la sauce rouge Keto. Vaporiser la poêle d'huile de cuisson.
6. Déposer une cuillère à soupe généreuse de sauce

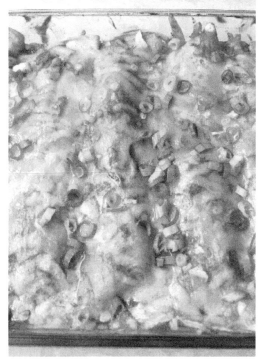

enchilada sur un côté de chaque tortilla et étaler uniformément.

7. Placer environ 1/2 tasse de poulet au centre de la tortilla.

8. Garnir d'une bonne cuillerée de fromage.

9. Placer les tortillas dans le moule, couture vers le haut ou couture vers le bas.

10. Verser sur les enchiladas de poulet céto et verser sur les restes de sauce enchilada.

11. Saupoudrer le reste du fromage sur la recette d'enchilada à faible teneur en glucides.

12. Cuire au four de 15 à 20 min ou jusqu'à ce que le fromage soit fondu et que le poulet soit bien cuit.

13. Servir avec de la sauce, de l'avocat, de la salsa ou de la ciboulette et garnir de coriandre si désiré.

14. Profitez-en !

4. SAUMON AU BEURRE AU CITRON ET À L'AIL

5. Temps de préparation 10 min

temps de cuisson 10 min

durée totale 20 min

Ingrédients

- 1,5 livre de filet de saumon
- 1 cuillère à soupe d'huile d'olive
- 3 gousses d'ail finement hachées
- Juste 1/2 jus de citron
- 1 cuillère à café d'épices italiennes
- 1/4 cuillère à café de sel
- poivre noir
- 2 cuillères à soupe de beurre, coupé

des instructions

1. Préchauffer le four à 400 degrés Fahrenheit. Placez un grand morceau de papier d'aluminium dans une grande casserole à rebord juste assez grande pour cuire le saumon (la casserole attrapera les jus de cuisson, ce qui est beaucoup plus facile à nettoyer que votre four !).

2. Badigeonnez légèrement le papier d'aluminium d'huile d'olive. Disposez les filets de saumon sur le dessus (lorsque vous utilisez des filets individuels, ils peuvent être rapprochés, mais pas les uns sur les autres). Arroser d'1 cuillère à soupe d'huile d'olive, répartir uniformément sur l'ail. Saupoudrer d'assaisonnement italien, de sel et de poivre et arroser de jus de citron. Faire un gratin de beurre. Feuille de phoque autour du poisson.

3. Cuire au four de 10 à 15 min (selon l'épaisseur du filet) ou jusqu'à ce que le saumon se défasse un peu. Sers immédiatement.

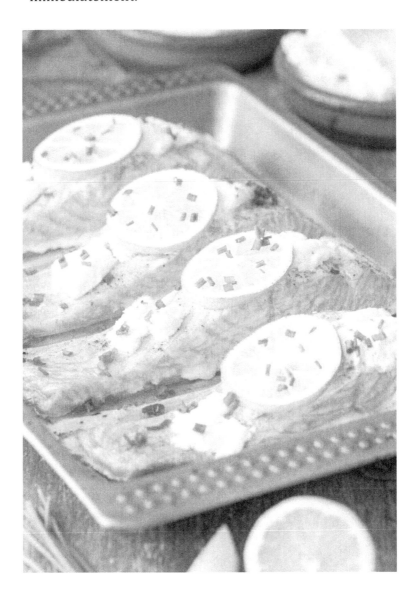

5. GLACE FRAISE ET CITRON SANS SUCRE

Temps de préparation 10 mn

congeler pendant 4 heures

Durée totale 4 heures 10 min

Ingrédients

- de citron pressé
- 1 1/2 tasse d'eau
- 1/2 tasse de douceur
- 1 livre de fraises surgelées

des instructions

1. mélanger les ingrédients au mélangeur.
2. Mélanger 45 à 60 secondes jusqu'à consistance lisse.
3. Versez le mélange mixé dans le moule à glace.
4. Mettez le couvercle sur le moule et placez les bâtons de popsicle à l'intérieur.
5. Congeler pendant 4 heures.
6. Retirez le moule à popsicle du congélateur et passez le fond et le côté du moule sous l'eau pour détacher les popsicles.
7. Retirer le popsicle du moule et servir.

la nutrition

Portion : 1 popsicle | Calories : 17kcal | Glucides : 3g

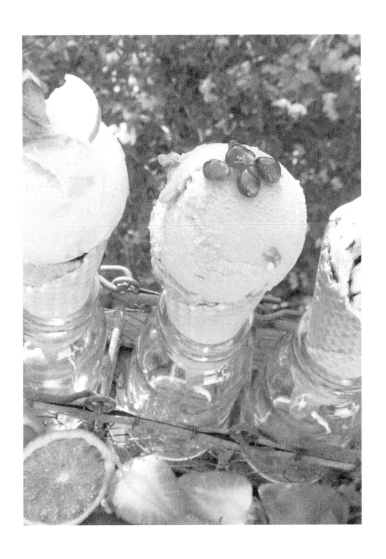

6. SOUPE VEGAN DE LENTILLES, HARICOTS ET POIS CHICHES

Ingrédients

- 2 cuillères à soupe d'huile d'olive
- 1 oignon rouge, haché finement
- 3 gousses d'ail hachées
- 400 g de tomates concassées
- 850 ml de bouillon de légumes
- 140 g de lentilles corail cassées
- 200 grammes de pois chiches
- 100 grammes de haricots blancs
- Jus de 1 citron
- 1/2 poivrons rouges, verts, hachés finement
- Huile d'olive extra vierge
- Sel rose, poivre du moulin
- Basilic pour décorer

des instructions

1. Faites revenir l'oignon et l'ail dans une poêle plate jusqu'à ce qu'ils soient dorés. Dans une grande casserole, mélanger l'huile, l'oignon et l'ail. Porter le reste des ingrédients à ébullition, puis réduire le feu à doux et cuire 20 min. Ajouter plus d'eau bouillante si nécessaire. Gardez-le épais ou broyez-le dans le mélangeur si vous préférez. Saison. Testez vos papilles gustatives. Décorer avec des feuilles de basilic et de l'huile d'olive extra vierge. Servir avec du pain croûté.

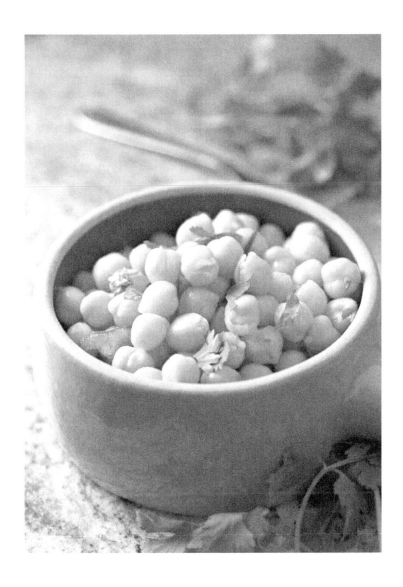

7. RIZ AU CHOU-FLEUR À LA SAUCISSE CAJUN

Ingrédients

- 10 onces de riz de chou-fleur congelé
- Saucisse de bœuf de 13 onces
- 1 gros poivron
- 1 petit oignon jaune
- 2 cuillères à soupe d'huile d'olive
- 1 cuillère à soupe d'assaisonnement cajun
- Sel poivre

des instructions

1. Dans une grande poêle, chauffer 2 cuillères à soupe d'huile d'olive; Faire revenir les poivrons et l'oignon hachés dans l'huile pendant quelques min ou jusqu'à ce qu'ils commencent à fondre.
2. Cuire 3 à 4 min, ou jusqu'à ce que la saucisse commence à dorer une fois que la saucisse tranchée a été mélangée.
3. Dans la même poêle, ajouter le riz de chou-fleur surgelé (non cuit) et l'assaisonnement pour saucisses; remuer et laisser mijoter encore 5 min, ou jusqu'à ce que le riz de chou-fleur soit chaud.
4. Goûtez si vous avez besoin d'ajouter plus d'assaisonnement cajun (toutes les marques ne sont pas créées égales). Vous pouvez également ajouter une pincée de sel, de poivre ou d'ail en poudre.

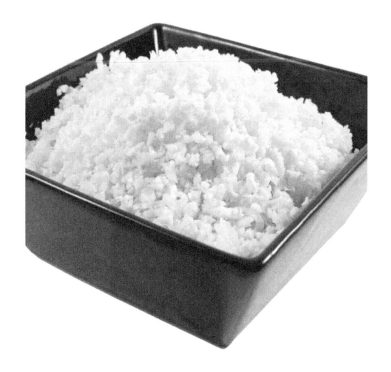

8. CLOUD PAIN SANS GLUCIDES

Temps de préparation 10 mn

TEMPS DE CUISSON 20 min

TEMPS TOTAL 30 min

Ingrédients

- 3 œufs, séparés
- soupe de fromage à la crème
- ¼ cuillère à café de levure chimique fraiche

Optionnel

- 1 cuillère à soupe de cassonade.
- Pincée de sel,
- poudre d'ail,
- Romarin,

des instructions

1. Préchauffer le four à 400°F.
2. Séparez les œufs; le blanc d'œuf doit être exempt de jaune.
3. Mélanger les jaunes d'œufs, le fromage à la crème et l'édulcorant dans un bol et battre jusqu'à consistance lisse ; mettre de côté.
4. Dans le deuxième bol, battre les blancs d'œufs avec 1/4 de cuillère à café de bicarbonate de soude jusqu'à ce qu'ils soient mousseux, formant de hauts pics et tenant des pics. Il faut 5 à 6 min pour battre l'œuf avec un batteur électrique jusqu'à la bonne consistance et le

résultat devrait ressembler à ceci. Les mini batteurs sur socle étaient mes mélangeurs préférés.

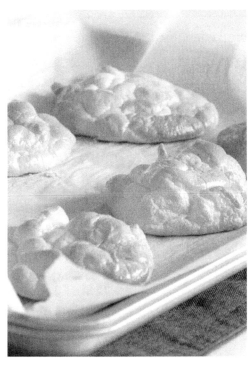

5. Incorporer délicatement le mélange de jaunes d'œufs dans les blancs d'œufs et mélanger doucement et lentement afin de ne pas perturber le duvet des blancs d'œufs ou du mélange en général.

6. Faites simplement ce qui suit dès que possible ou le mélange commencera à fondre : Divisez le mélange en 10 à 12 cercles égaux sur une plaque à pâtisserie légèrement huilée, saupoudrez de romarin et des épices de votre choix, et faites cuire.

7. Cuire sur la grille du milieu pendant 17 à 20 min.

8. Puis griller (frire sur le dessus) pendant 1 min, en remuant de temps en temps, jusqu'à ce qu'ils soient dorés. Assurez-vous de garder un œil sur eux à ce stade afin qu'ils ne brûlent pas.

9. A la sortie du four, c'est prêt à manger tout de suite !

9. GRATIN DE COURGE SPAGHETTI

Temps de préparation : 20 min

Temps de cuisson : 20 min

Durée totale : 40 min

Ingrédients

- 1 grosse courge spaghetti de 5 livres
- soupe de beurre non salé
- 1 petit oignon haché
- 2 gousses d'ail hachées
- de thym haché
- 1 tasse de parmesan râpé
- 1/4 tasse de tomate sauce
- Sel poivre

des instructions

1. Surchauffez la grille de votre four.

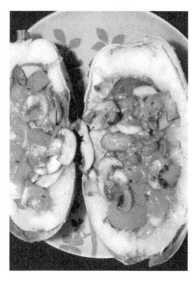

2. Faites cuire la courge spaghetti au goût (on coupe le bout, on pique le tout avec une aiguille, puis on passe au micro-ondes pendant 20 min), puis

1. séparer les brins ressemblant à des nouilles, égoutter l'excès d'humidité à travers une passoire et réserver.

2. Dans une grande poêle en fonte de 10,5 pouces, faire

fondre le beurre à feu moyen-vif. Dans la même poêle, faire revenir l'oignon, l'ail, le thym pendant 1 min.

3. Incorporer la courge spaghetti égouttée jusqu'à ce qu'elle soit bien mélangée. Mélanger la tomate sauce et la moitié du parmesan dans un bol à mélanger. Laisser mijoter pendant 5 min, puis garnir du reste du parmesan et faire sauter pendant 3 à 5 min, ou jusqu'à ce que le dessus soit doré. Servir avec plus de thym sur le dessus.

la nutrition

gras 9g

gras saturés 5g

cholestérol 22mg

sodium 218mg

Potassium 176mg

glucides 11g

10. POULETS AU PIMENT VERT

TEMPS DE PRÉPARATION 25 min

TEMPS DE CUISSON 20 min

TEMPS TOTAL 45 min

Ingrédients

- 2 poivrons ; cœur, côtes séparées
- 1 cuillère à soupe d'ail haché
- 2 poivrons verts ; cœur, côtes séparées
- bouillon de poulet
- 1 oignon blanc ; Couper
- 2 poitrines de poulet désossées
- 2 poulets désossés et sans peau
- 1 botte de coriandre
- 6 tomates ; en quartiers
- 1 cuillère à soupe de cumin
- 1/2 cuillère à café de sel
- 1/2 cuillère à café de poivre
- 2 à 4 gouttes de Maggi,
- 1 à 1 1/2 tasse d'eau
- 1/2 oignon violet; roulé

des instructions

1. Dans un clin d'œil ou une casserole, combiner le poulet, l'oignon blanc, le poivron haché, les poivrons hachés, la tomatillo en quartiers et l'ail.
2. Ajouter le bouillon de poulet et suffisamment d'eau pour recouvrir les aliments.
3. Cumin, Sel, Poivre et Maggi.
4. Réglez la pression sur élevée et la minrie sur 15 min. Relâchez la pression naturelle.

5. Lorsque la pression est éteinte. Séparez le poulet et réduisez la soupe en purée avec un mixeur plongeant. Si vous avez un autocuiseur antiadhésif, filtrez la soupe dans un bol, puis réduisez-la en purée avant de la remettre dans la casserole. remettre poulet effiloché dans la soupe.
6. Versez la troisième tasse d'eau et les 3/4 du bouquet de coriandre dans le bol à mélanger. Mélanger par immersion. Cela doit être ajouté à la soupe.
7. Garnir de coriandre et d'oignons rouges.

nutritionnelle:

CALORIES : 221 TOTAL GRAS : 9g GRAS SATURÉS : 2g GRAS TRANS : 0g GRAS INSATURÉS : 5g CHOLESTÉROL : 95mg SODIUM : 1178mg GLUCIDES : 9g FIBRES : 2g

11. SOUPE AUX POIVRONS ROUGES DORÉS ET ORANGES

Temps de préparation 15 min

Temps de cuisson 35 min

Durée totale 50 min

Ingrédients

- 1/4 tasse d'huile d'olive extra vierge
- 1/2 petit oignon coupé en dés
- 2 carottes moyennes
- 1 céleri coupé en dés
- sel rose, poivre noir
- 8 poivrons orange, hachés
- patate douce pelée et hachée
- bouillon de légumes, 4 tasses faible en sodium
- de marjolaine hachée
- 1 recette de croûtons aux herbes
- avocat tranché pour décorer
- coriandre finement hachée, garnir
- Sauce tomate pour décorer;

des instructions

1. Faire chauffer l'huile à feu moyen. Dans un grand bol, mélanger l'oignon, la carotte, le céleri et une pincée de sel et de poivre noir. Cuire 4 min jusqu'à ce que les légumes soient tendres.
2. Cuire, en remuant de temps en temps, jusqu'à ce que les poivrons soient tendres, environ 6 min.
3. Dans un grand bol, mélanger les patates douces et le bouillon. Assaisonnez de sel et de poivre noir, puis

couvrez et portez à ébullition. Réduire le feu et ajouter la marjolaine. Cuire environ 20 min jusqu'à ce que les légumes soient tendres.

4. Laisser la soupe refroidir légèrement avant de l'ajouter portion par portion dans un mélangeur et réduire en purée jusqu'à consistance lisse. Rectifiez l'assaisonnement avec du sel et du poivre noir si nécessaire. Faire chauffer la soupe dans une casserole jusqu'au moment de servir. Servir les croûtons avec des herbes sur le dessus et, si désiré, de l'avocat et de la coriandre comme garniture et sauce.

la nutrition

Portion : 1,5 tasse | Calories : 172,3 kcal | Glucides : 21,3 g | Protéines : 2,2 g | Matières grasses : 9,8 g | Lipides saturés : 1,4 g | Sodium : 216,8 mg | Fibre : 5,1 g

13. BROWNIE DE PROTEÍNAS

Tiempo de preparación 1 minuto

Tiempo de cocción 1 minuto

ingredientes

- Poudre de protéines de chocolat 32 g
- 1 cucharada de harina
- 2 cucharadas de edulcorante granulado
- 1/2 cucharadita de levadura en polvo
- 1-2 cucharadas de cacao en polvo
- 1 huevo grande puede reemplazar 1/4 taza de clara de huevo
- 1/4 taza de leche descremada
- 1 cucharada de chispas de chocolate

instrucciones

1. Ponga a un lado un tazón pequeño de cereal o una taza profunda engrasada.
2. Ponga las claras de huevo, la harina, el polvo de hornear, el azúcar granulada y el cacao en polvo en un bol y mezcle bien.
3. Batir el huevo y la leche en un recipiente aparte, luego agregar a los ingredientes secos y mezclar bien. Espolvorea con chispas de chocolate si quieres.
4. Retire del microondas después de 60 segundos y disfrute de inmediato.

nutrición

Calorías: 125kcal | Carbohidratos: 6 g | Proteína: 14 g | Grasa: 5g | Sodio: 272 mg | Potasio: 195 mg | Fibra: 4g | Vitamina A: 153 UI

| Vitamina C: 5 mg | Calcio: 222 mg | Hierro: 1mg | Carbohidratos NETOS: 2g

14. MOLLET DE PASTEL DE CARNE KETO

TIEMPO DE PREPARACIÓN: 5 MIN

TIEMPO DE COCCIÓN: 15 MIN

TIEMPO TOTAL: 20 MIN

INGREDIENTES

- 1 libra de carne molida 80/20
- 1 taza de cebolla picada
- 1 huevo
- 1 taza de pan rallado
- 1/4 cucharadita de cebolla en polvo
- 1/4 cucharadita de ajo en polvo
- 1/4 cucharadita de condimento italiano
- 1/4 cucharadita de sal
- 1/4 cucharadita de pimienta negra
- 5 1/2 cucharadas de ketchup orgánico sin azúcar

INSTRUCCIONES

1. Unte con mantequilla un molde para muffins y caliente el horno a 350 grados Fahrenheit.
2. En un tazón, amase bien la carne molida, la cebolla picada, el huevo, el pan rallado, la cebolla en polvo, el ajo en polvo, el condimento italiano, la sal y la pimienta.
3. Un cuarto de taza de los ingredientes debe formar un disco y colocarse en el molde para muffins. Esta receta hace 11 pasteles de carne pequeños.

4. Cubre cada pastel de carne pequeño con 1/2 cucharada de ketchup de cocina
5. Hornee por 15 minutos.

ALIMENTO

Calorías171

Grasa 10,8g.

Carbohidratos2.5g.

Carbohidratos netos2.4

Proteína 15,7g.

16. PUDDING À LA CITROUILLE ET AUX GRAINES DE CHIA

Ingrédients

- de lait de coco entier en conserve
- 3/4 tasse de lait de coco
- 1/2 tasse de graines de chia
- 1/2 tasse de purée de citrouille
- 2 cuillères à café d'assaisonnement à la citrouille
- 1 cuillère à café d'herbe de Stevia liquide

des instructions

1. Dans un bol à mélanger de taille moyenne, mélanger tous les ingrédients. Placer chaque assiette sur une assiette séparée.
2. Laissez la saveur se fondre en réfrigérant pendant 1 à 2 heures.

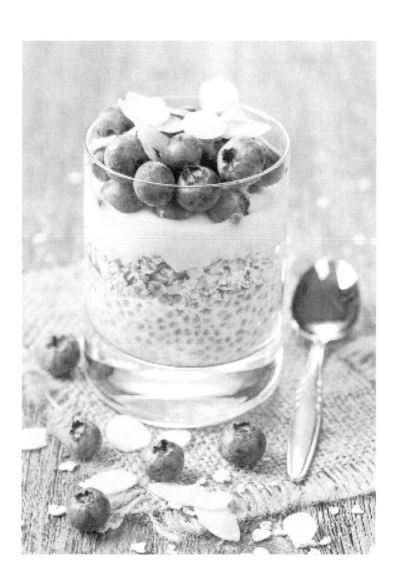

17. MUFFINS À LA CITROUILLE SANS CÉRÉALES

Durée totale : 30 min

Ingrédients

- 6 tasses de farine d'amande
- poudre à cuire, 3 cuillères à café
- noix de muscade, 5 cuillères à café
- de cannelle
- 6 œufs
- 3 tasses de purée de citrouille
- 3 cuillères à café de miel
- 1 1/2 tasse de yogourt nature
- de pépites de chocolat mi-sucré

DES INSTRUCTIONS

1. Préchauffer le four à 375 degrés Fahrenheit et graisser un moule à muffins.
2. Verser les ingrédients humides dans un petit bol et remuer jusqu'à ce qu'ils soient combinés.
3. Mélanger les ingrédients secs dans un grand bol, puis ajouter les ingrédients humides. Ajouter les pépites de chocolat et remuer jusqu'à ce qu'elles soient bien mélangées.
4. Cuire 18 à 22 min.

la nutrition

Matières grasses totales 1,9 g

cholestérol 15.8mg

sodium 110mg

Blanc d'oeuf 1.7g

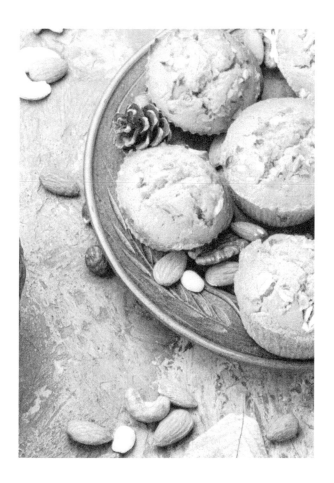

18. BRETZELS SOFT KETO

Temps de préparation 25 min

temps de cuisson 10 min

durée totale 35 min

Ingrédients

- 1 cuillère à café de levure
- 2 cuillères à soupe d'eau tiède
- 1 tasse de farine d'amande
- poudre de cosse
- de levure chimique
- 1 1/2 tasse de fromage mozzarella
- fromage, 1 once de crème
- 1 gros œuf battu
- soupe de beurre non salé
- de sel rose

des instructions

1. Préchauffer le four à 450 °F et préparer une grande plaque à pâtisserie ou une doublure silpat tapissée de papier parchemin.
2. Mélanger la levure et l'eau tiède dans un petit bol avec une fourchette et réserver 5 à 10 min.
3. Fouetter ensemble la farine d'amande, la poudre de coque et la poudre à pâte dans un bol moyen.

4. Faites fondre la mozzarella et le fromage à la crème au

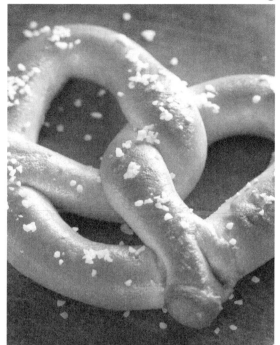

bain-marie ou au micro-ondes. Commencer par chauffer le fromage pendant 1 min et battre à la fourchette ; Faites-le ensuite cuire par intervalles de 15 secondes jusqu'à ce qu'il soit fondu.

5. Mélangez le fromage à la crème avec la levure dissoute, puis ajoutez en dernier le mélange œufs-farine d'amandes.
6. Pour éviter que la pâte ne colle, vaporisez légèrement vos mains d'avocat ou d'huile d'olive pendant que vous pétrissez les ingrédients en une pâte.
7. Rouler chaque morceau de pâte autour d'une bûche de 4 pouces et couper en quatre bouchées (donc vous avez 16 bouchées au total).
8. Cuire les bouchées sur la plaque à pâtisserie préparée pendant 10 min ou jusqu'à ce qu'elles soient dorées.
9. Une fois les bouchées de bretzel sorties du four, tartiner le dessus de beurre et d'une pincée de sel.

la nutrition

Calories : 171 kcal | Glucides : 4 g | Protéines : 9g | Matières grasses : 13 g | Lipides saturés : 4 g | Cholestérol : 41 mg | Sodium : 296 mg ||

19. FUDGE PROTÉINÉ AU BEURRE DE CACAHUÈTE

Temps de préparation5 min

Ingrédients

- huile de noix de coco, 1/2 tasse
- ¼ tasse de protéines en poudre
- ½ tasse de beurre d'arachide naturel
- de miel pur
- soupe de cacao en poudre

des instructions

1. Faites chauffer l'huile de noix de coco dans un récipient allant au micro-ondes jusqu'à ce qu'elle soit complètement fondue.

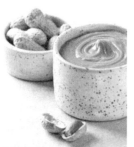

2. Dans un grand bol, mélanger les ingrédients restants avec l'huile de noix de coco fondue. Remuer les ingrédients jusqu'à ce qu'ils soient complètement lisses.

3. Remplir à moitié un moule à muffins en silicone de 8 tasses avec la pâte. Placer au congélateur 10 min avant de servir pour figer.

la nutrition

185 calories, 15 g de matières grasses, 2 g de fibres, 6 g de protéines,

20. HUMMUS AUX HARICOTS VERTS ET AVOCAT

Durée totale : 10 min

Ingrédients

- 1 tasse de haricots verts écossés surgelés
- 1/2 gros avocat
- soupe de jus de citron
- 2 gousses d'ail hachées
- 1/2 cuillère à café de poudre d'oignon
- de poivre moulu
- Une pincée de sel rose
- 2 cuillères à soupe d'huile d'olive

des instructions

1. Dans un robot culinaire, mélanger les haricots verts, l'avocat, le jus de citron, l'ail, la poudre d'oignon, le poivre et le sel. Après avoir appuyé pendant 30 secondes, raclez les côtés.
2. Avec le moteur en marche, verser lentement l'huile et pulser jusqu'à l'obtention de la consistance désirée.

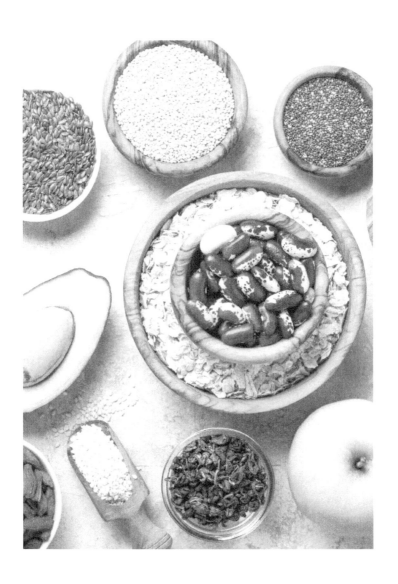

21. COLLATIONS PROTÉINÉES AU CHOCOLAT NOIR ET AU BEURRE D'ARACHIDES

INGRÉDIENTS

- 1/4 tasse de dattes dénoyautées
- 1 haricot noir en conserve,
- 2 cuillères à soupe de protéines de chocolat en poudre
- 1/4 tasse de beurre d'arachide
- de sel rose
- soupe de cacao en poudre
- 1/4 tasse de pépites de chocolat noir biologique

DES INSTRUCTIONS

1. Tapisser une plaque à pâtisserie de papier.Dans le bol de votre robot culinaire, mélangez les dattes, les haricots noirs, la poudre de protéines de chocolat, le beurre de cacahuète, sel rose, poudre de cacao. Racler les bords au besoin jusqu'à ce que le mélange soit lisse.
2. Rouler la pâte en boules de 1 pouce et les placer sur une plaque à pâtisserie tapissée. Environ 20 balles devraient être faites.
3. Faire fondre les pépites de chocolat au bain-marie et arroser les boules pour former un filet de chocolat facultatif.
4. Profitez-en !

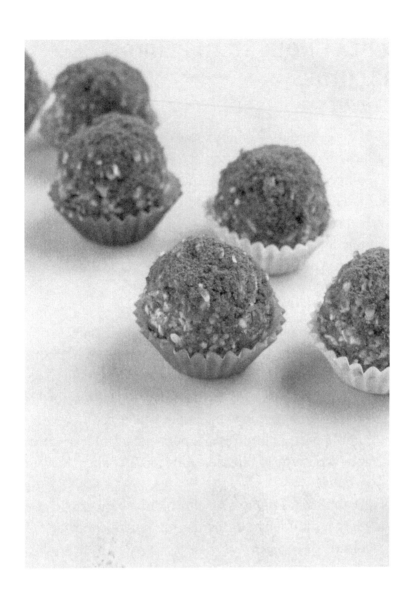

22. TREMPETTE ARTICHAUTS ET ÉPINARDS

Temps de préparation 10 mn

Temps de cuisson45 min

durée totale 55 min

Ingrédients

- 1/2 tasse de mayonnaise à l'avocat
- 11/2 tasse de yogourt faible en gras
- 16 onces d'épinards surgelés
- de sel rose
- de poivre noir
- 1 gousse d'ail
- 1/2 tasse de parmesan râpé
- 1 tasse de fromage râpé
- 1 boîte de coeurs d'artichauts

des instructions

1. Préchauffer le four à 350 d F.
2. Retirer les épinards surgelés du congélateur et égoutter l'excès de liquide. Je le décongele généralement dans un grand récipient en verre au micro-ondes. Pressez ensuite les épinards secs avec du papier essuie-tout ou un torchon. Il contient beaucoup de liquide et vous voulez le sécher le plus possible. Lorsque vous avez terminé, il devrait apparaître comme un gros morceau !
3. Videz l'eau d'artichaut de la boîte. Tous les quartiers d'artichauts doivent être coupés en deux.

4. Dans un robot culinaire ou un mélangeur à grande vitesse, mélanger la mayonnaise, le yogourt, le sel, le poivre, l'ail, le parmesan et 1/3 des artichauts.
5. Dans un grand bol, mélanger les épinards, les artichauts restants et 3/4 tasse de fromage.
6. J'ai utilisé un bol allant au four de 1,5 L/1,5 L pour

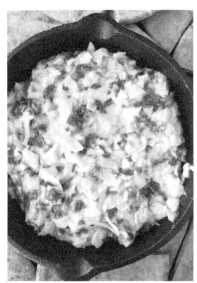

répartir le mélange uniformément.

7. 1/4 tasse de fromage fontina râpé sur le dessus

8. Cuire couvert de papier d'aluminium pendant 20 min, puis à découvert pendant encore 20 à 25 min (ou jusqu'à ce qu'il soit chaud et bouillonnant).

9. Préchauffer le four à broil et faire griller la sauce pendant environ 5 min ou jusqu'à ce que le dessus soit légèrement doré. Gardez un œil sur le gril car il chauffe rapidement. Cela peut prendre 1 à 5 min pour terminer le vôtre !

la nutrition

Calories : 139kcal | Glucides : 2 g | Protéines : 6g | Matières grasses : 11 g | Gras saturés : 3 g | Cholestérol : 19 mg | Sodium : 274mg | Potassium : 167 mg | Fibre : 1g |

23. YAOURT GREC A LA FRAISE

Temps de préparation 10 min

Durée totale 10 min

Ingrédients

- 3 fraises surgelées
- 2/3 tasse de yogourt grec
- 1 cuillère à soupe d'édulcorant naturel
- 1/2 tasse de garniture de crème légère

des instructions

1. Dans un petit bol allant au micro-ondes, ajouter les fraises congelées. 60 secondes pour décongeler
2. Dans le bol, utilisez des ciseaux de cuisine pour couper les fraises jusqu'à ce qu'elles soient légèrement coulantes et finement hachées. Ajouter le yaourt grec.
3. Ajouter l'édulcorant. Pliez la garniture de crème légère sous le yogourt grec. Servez. Il peut être consommé seul ou avec une trempette au yogourt.

la nutrition

Portion : 0,25 tasse | Calories : 24kcal | Glucides : 3 g | Blanc d'oeuf : 2g | Gras : 1g | Lipides saturés : 1 g | Cholestérol : 2mg | Sodium : 13mg | Potassium : 47 mg | Fibre : 1g |

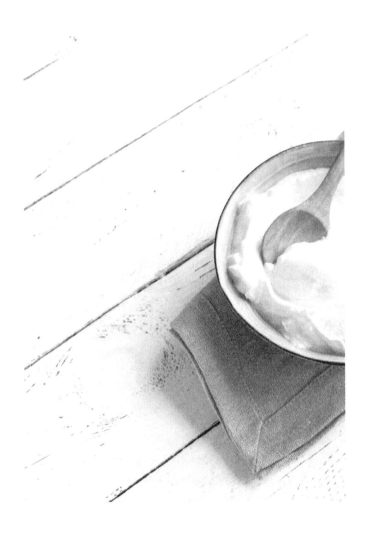

24. COLLATIONS PROTÉINÉES

INGRÉDIENTS

- 1 tasse de farine d'amande
- 1/3 tasse de beurre d'arachide
- 1 mesure de poudre de protéines,
- 1 cuillère à soupe d'édulcorant liquide

DES INSTRUCTIONS

1. Placer tous les ingrédients dans le bol mélangeur et bien mélanger.
2. 1 cuillère à soupe du mélange doit être roulée en boule. Répéter le reste du mélange.
3. Placer la boule dans un moule à mini muffins ou un bol tapissé de papier.
4. Si vous le gardez couvert, réfrigérez-le.

25. LAC DE CHOU-FLEUR

Temps de préparation 15 min

Temps de cuisson 30 min

Durée totale 45 min

Ingrédients

- 2 tasses de bouquets de chou-fleur
- café d'huile d'olive extra vierge
- 1/2 tasse d'oignon finement haché
- 1/4 tasse de chapelure de grains entiers
- soupe de persil haché
- Juste 2 brins de feuilles de thym
- 1 oeuf
- Une pincée de sel et une pincée de poivre de chaque
- Yaourt grec nature à servir
- Compote de pommes sans sucre

des instructions

1. Placer le chou-fleur dans un robot culinaire et mélanger jusqu'à ce qu'il soit brisé en petits morceaux ressemblant à du riz.
2. Remplissez à moitié un bol allant au micro-ondes avec du riz au chou-fleur, couvrez d'une pellicule plastique et passez au micro-ondes à puissance élevée pendant 2 min. Remettre le chou-fleur cuit dans le bol après avoir pressé l'excès d'humidité.
3. Dans une grande poêle antiadhésive, chauffer 2 cuillères à café d'huile d'olive à feu moyen-doux. Cuire, en remuant de temps en temps, jusqu'à ce que l'oignon soit jaune et caramélisé, environ 15-20 min. Du riz de chou-fleur doit

être ajouté au plat. Laisser refroidir complètement avant utilisation.

4. Dans un grand bol, mélanger la chapelure, le persil, les feuilles de thym, l'œuf battu et une pincée de sel et de poivre.

5. Vaporiser une poêle antiadhésive d'huile d'olive à l'aide d'un pulvérisateur à huile à feu moyen-vif. Façonner le mélange de chou-fleur en boulettes de viande (environ 3-4 cuillères à soupe) et faire frire des deux côtés jusqu'à ce qu'elles soient dorées.

6. Servir avec du yogourt grec et de la compote de pommes en accompagnement.

la nutrition

Calories : 29 kcal | Glucides : 5 g | Blanc d'oeuf : 2g | Gras : 1g | Lipides saturés : 1 g | Cholestérol : 20 mg | Sodium : 34mg | Potassium : 97 mg | Fibre : 1 g, VitamAt : 82 UI | Vitamine C : 14mg | Calcium : 11mg | Fer : 1 mg

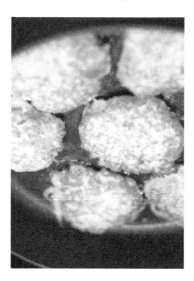

26. ŒUFS DU DIABLE D'AVOCAT AU PAPRIKA FUMÉ

INGRÉDIENTS

- 10 gros œufs durs
- 1 avocat bien mûr
- 1 citron, dans son jus
- 1 cuillère à soupe de moutarde
- Le sel
- Poivre noir
- Paprika fumé

DES INSTRUCTIONS

1. Coupez les œufs en deux dans le sens de la longueur et jetez les jaunes une fois qu'ils ont refroidi.
2. Au robot culinaire, mélanger les jaunes d'œufs, l'avocat, le jus de citron, la moutarde, le sel et le poivre. Mélanger jusqu'à consistance complètement lisse.
3. Remplissez un sac en plastique refermable avec le mélange et coupez un morceau de 14 pouces à partir du coin inférieur. Farcir les blancs d'œufs coupés en deux dans la garniture.
4. Dégustez-le avec une pincée de poivre noir et de paprika !

ALIMENTS

Calories : 50 calories

Glucides : 1g

Protéines : 3 g

Matières grasses : 4 g

Gras saturés : 1g

Cholestérol : 95mg

Sodium : 60mg

Fibre : 1g

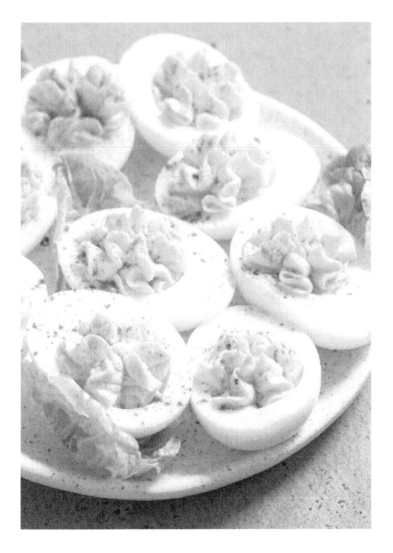

27. BOULES PROTÉINÉES AU CHOCOLAT ET AU BEURRE D'AMANDES

Temps de préparation 15 mn

TEMPS TOTAL 15 min

INGRÉDIENTS

- 1½ tasse de flocons d'avoine
- 1 tasse de beurre d'amande
- ⅓ tasse de graines de chia
- poudre de cacao, 1 cuillère à soupe
- plus ½ cuillère à thé, divisée
- ¼ tasse de pistaches
- 1 cuillère à café de miel

DES INSTRUCTIONS

1. Dans un bol moyen, mélanger 1 cuillère à soupe de chacun des flocons d'avoine, du beurre d'amande, des graines de chia, 1 cuillère à soupe de poudre de cacao, des pistaches et du miel.
2. Rouler en boules avec les mains et conserver dans un bocal sur du papier sulfurisé.
3. Saupoudrer du reste de poudre de cacao. Réserver au réfrigérateur ou au congélateur quelques heures ou toute la nuit.

ALIMENTS

Calories : 180 calories

Glucides : 12 g

Protéines : 6 g

Matière grasse : 13 g

Gras saturés : 2g

Sodium : 40mg

Fibres alimentaires : 5g

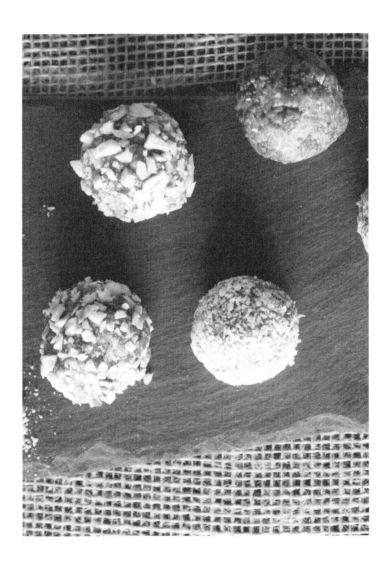

28. PÂTE À LA VIANDE DE PÂTURAGE

INGRÉDIENTS

- 1 livre de foie de boeuf
- de poudre d'arrow-root
- 4 cuillères à soupe de beurre
- 1 oignon moyen, tranché
- ½ cuillère à café de sel
- de thym séché
- Une pincée de poivre noir
- 4 onces de crème épaisse

des instructions

1. Enlevez l'excès d'humidité du foie avec une serviette en papier. Assaisonner de sel, de thym et de poivre avant d'ajouter la poudre d'arrow-root.
2. Faites chauffer une poêle à feu moyen.Mélangez-y le beurre.
3. Cuire le foie jusqu'à ce qu'il soit légèrement doré des deux côtés. Placer dans un robot culinaire et transformer en smoothie.
4. Pendant ce temps, ajouter les oignons dans la poêle. Cuisiner.
5. Déglacer la poêle avec la chantilly (retirer les morceaux caramélisés à l'aide d'une spatule en métal).
6. Remplissez le robot culinaire à moitié avec le contenu de la poêle.
7. Mélanger/pulser jusqu'à ce qu'une belle galette épaisse se forme.
8. Avant de décanter, assurez-vous qu'il n'y a pas de bulles d'air dans les petits pots ou bacs à glaçons. Utilisez pendant une semaine ou congelez les bocaux pour une utilisation ultérieure. Pour éviter les brûlures de

congélation lors de la congélation des cubes de gâteau Placez les cubes de gâteau complètement congelés dans le bac à glaçons dans un autre récipient.

29. PUDDING CHOCOLAT BANANE CHIA

Durée totale : 5 min

INGRÉDIENTS

- tasses de lait
- 1/3 tasse de graines de chia
- poudre de protéines de chocolat
- 1/4 banane, écrasée
- 1/2 cuillère à café de miel

DES INSTRUCTIONS

1. Secouez vigoureusement tous les ingrédients dans un pot Mason (ou tout autre pot). Réfrigérer au moins une nuit.

la nutrition

calories 245

Matières grasses totales 13,3 g

cholestérol 0.9mg

sodium 172,1 mg

Glucides totaux 21.8g

Fibres alimentaires 12.7g

blanc d'oeuf 11.4g

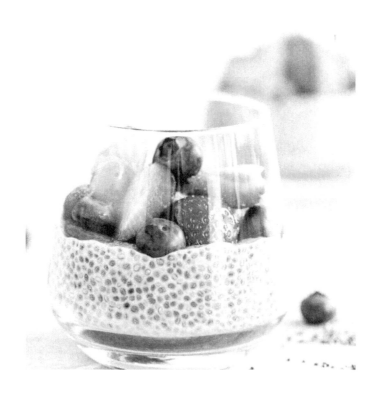

30. POIRE FARCIE A LA CANNELLE CARAMELISEE

INGRÉDIENTS

- 1 poire Bosc
- huile de noix de coco
- ½ tasse de fromage cottage
- Une pincée de cannelle

DES INSTRUCTIONS

1. chauffer le four à 425 d F.
2. Coupez la poire en deux et séparez le centre du centre.
3. Cuire au four pendant 15 min sur une plaque à pâtisserie recouverte de papier sulfurisé. 1 cuillère à café d'huile de noix de coco, séparée et brossée
4. Remettre au four encore 10 min (séparer chaque poire et remplir de fromage cottage 14c). Saupoudrer de cannelle.

la nutrition

Matières grasses totales 5,8 g

cholestérol 6.8mg

sodium 174,9 mg

Glucides totaux 16.5g

fibres alimentaires 3.2g

blanc d'oeuf 6.2g

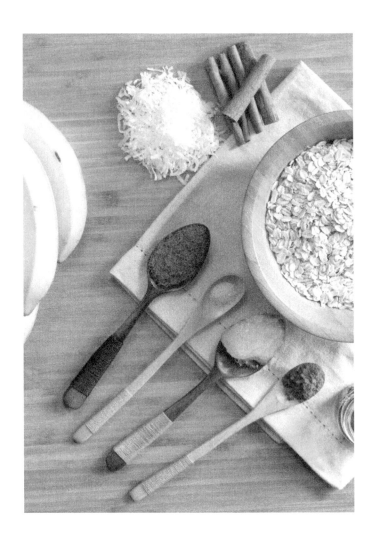

31. BISCUITS POUR LE PETIT DÉJEUNER BARIATRIQUE

INGRÉDIENTS

- 1 banane
- 1 œuf large,
- de noix de coco
- 1 cuillère à soupe de miel
- 1 courgette, râpée
- 3/4 tasse de farine d'amande
- 3/4 flocons d'avoine
- de levure chimique
- 1 cuillère à café de cannelle
- soupe de graines de chanvre
- soupe de graines de lin moulues
- 1/3 tasse de protéines en poudre non aromatisées
- 1/2 bleuets

DES INSTRUCTIONS

1. Préchauffer le four à 325 degrés Fahrenheit. Tapisser une plaque à pâtisserie de papier.
2. Écrasez la banane avec le dos d'une fourchette dans le bol. Ensuite, l'œuf, l'huile de noix de coco, le miel et les courgettes sont battus.
3. Dans un autre bol, mélanger la farine d'amande, les flocons d'avoine, le bicarbonate de soude, la cannelle, les graines de chanvre, les graines de lin et la poudre de protéines. Ajouter au mélange humide et remuer jusqu'à ce que le tout soit bien mélangé. Incorporer délicatement les bleuets.

4. Placer la pâte sur une plaque à pâtisserie, produisant des biscuits de 3 à 4 pouces de large. Préchauffer le four à 350 °F et cuire de 20 à 35 min ou jusqu'à ce qu'ils soient dorés. Prendre plaisir!

la nutrition

Calories 127

Matières grasses totales 7,3 g

cholestérol 18.6mg

sodium 8,8 mg

Glucides totaux 10.2g

fibres alimentaires 1.4g

blanc d'oeuf 4.9g

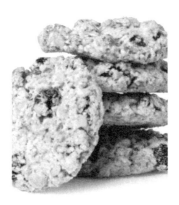

32. TREMPETTE AU SAUMON

Temps de préparation 5 min

Durée totale 5 min

Ingrédients

- 8 onces. fromage à la crème
- 5 oz. yaourt naturel
- 1 C. À SOUPE. jus de citron
- 1 c. Écorces de citron
- 2 CUILLÈRES À SOUPE. aneth finement haché
- ¼ c. Le sel
- 125 grammes. Saumon sauvage fumé, haché grossièrement
- 1 C. À SOUPE. Ciboulette, hachée
- ⅛ c. poivrons

des instructions

1. Dans le bol d'un grand robot culinaire, combiner le fromage à la crème, le yogourt, le jus de citron et le zeste de citron. Au milieu du processus, raclez les côtés et laissez agir encore 20 à 30 secondes.
2. L'aneth, le sel, le saumon fumé, la ciboulette et le paprika sont ajoutés au mélange. Pulser de 5 à 10 fois, ou jusqu'à ce que tous les ingrédients soient bien mélangés.
3. Servir immédiatement ou réfrigérer la sauce au saumon fumé jusqu'au moment de l'utiliser. Servir avec des craquelins, du céleri ou des carottes et plus de ciboulette sur le côté. Prendre plaisir!

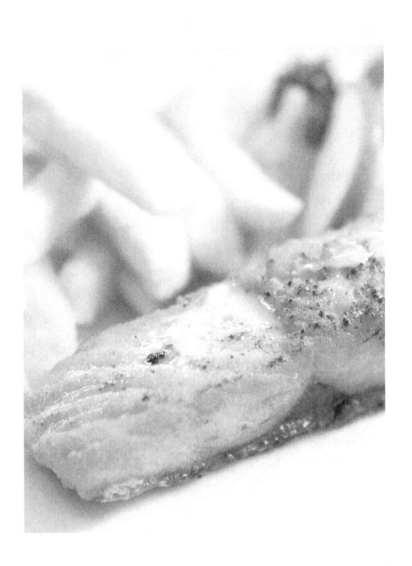

33. SALADE AUX OEUFS
INGRÉDIENTS

- 5 œufs durs
- 1/3 tasse de fromage cottage
- 1 cuillère à café de sel
- de poudre d'oignon
- 1/8 cuillère à café de moutarde

DES INSTRUCTIONS

1. Œufs durs, écrasés
2. Dans un petit bol, mélanger les œufs durs et le reste des ingrédients.
3. Au milieu du mélangeur, réduire en purée au robot culinaire.

la nutrition

Matières grasses totales 12,7 g

Cholestérol 469.5mg

sodium 294,8 mg

Glucides totaux 2.8g

blanc d'oeuf 19.6g

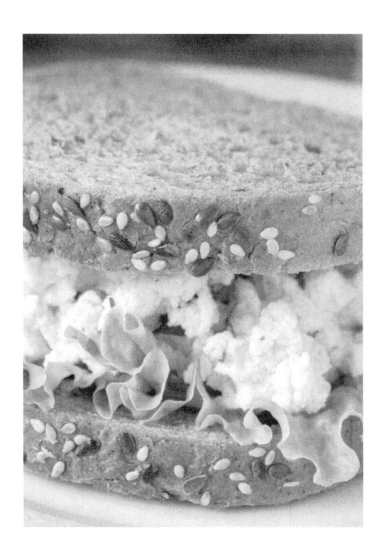

34. SOUPE AUX TOMATES

INGRÉDIENTS

- 1 cuillère à café d'huile d'olive
- 1 cuillère à café d'ail haché
- 1 boîte de passata de tomates
- tomates hachées
- 1 cuillère à café d'épices italiennes
- ¼ tasse de parmesan
- poudre de protéine non aromatisée
- Sel et poivre
- basilic
- Lait ou fromage cottage

DES INSTRUCTIONS

1. Faire revenir l'ail dans l'huile d'olive à feu moyen-élevé pendant 30 secondes.
2. Des tomates râpées et hachées, des épices italiennes et du fromage sont ajoutés à la poêle. cuire pendant 20 min.
3. Lorsque la soupe est bien chaude, servez-la dans des bols pour les membres de la famille qui n'ont pas besoin de protéines en poudre. Réservez 1 tasse du mélange pour vous-même et ajoutez 1 cuillère de poudre de protéines une fois que la température descend en dessous de 140 degrés Fahrenheit.
4. Lorsqu'il est au stade de la purée, mixez jusqu'à obtenir la consistance souhaitée.
5. Garnir de basilic) et ajouter du lait ou du fromage cottage au goût.

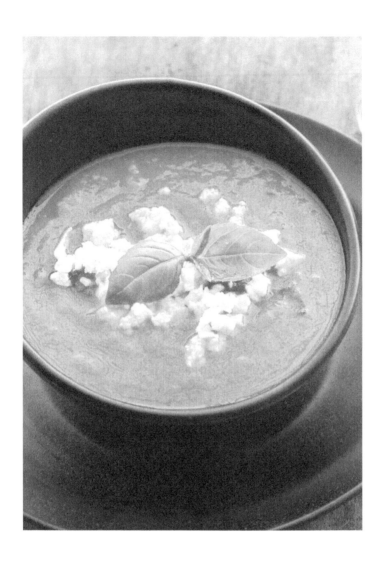

35. SOUPE AU CITROUILLE ET AUX NOIX

Temps de cuisson : 30

Durée totale : 30 min

INGRÉDIENTS

- 1/2 livre de courge musquée
- 1 cuillère à café d'huile d'olive
- ½ oignon, haché
- 32 onces de base de soupe au lait d'amande
- de gingembre haché
- 1 cuillère à café d'ail
- Sel poivre
- 2 cuillères de poudre de protéines sans saveur
- Poivrons

DES INSTRUCTIONS

1. Dans une casserole, faire revenir l'oignon dans l'huile d'olive à feu moyen jusqu'à ce qu'il soit translucide. Ajoutez ensuite le gingembre et l'ail et faites revenir encore une min.
2. Lorsque la citrouille est tendre, ajouter le bouillon, le lait d'amande et les épices. Porter à ébullition, puis réduire à feu doux, cuire jusqu'à ce que la courge soit tendre.
3. Réduire en purée dans un mélangeur ou un mélangeur. Lorsque la température descend en dessous de 140 degrés, ajoutez la poudre de protéines.
4. Congelez la purée dans des bacs à glaçons.

la nutrition

Calories 195

Matières grasses totales 2,6 g

cholestérol 0mg

sodium 24,7 mg

Glucides totaux 18,6 g

fibres alimentaires 3.4g

blanc d'oeuf 26.8g

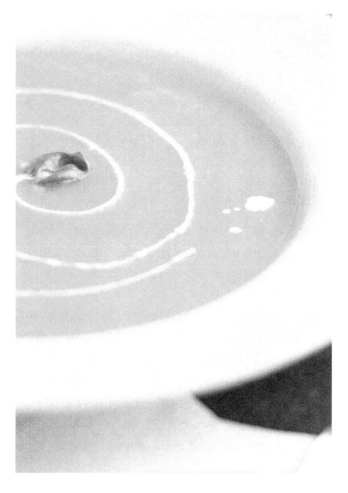

36. WRAPS AUX ŒUFS

TEMPS DE PRÉPARATION 5 min

TEMPS DE CUISSON 5 min

TEMPS TOTAL 10 min

Ingrédients

1. Huile d'olive
2. 4 œufs
3. Sel + Poivre

des instructions

1. Chauffer une poêle antiadhésive de 6 à 8 pouces légèrement huilée à feu moyen-vif.
2. Dans une petite tasse ou un bol, battre un œuf pendant que la poêle cuit.
3. Versez l'œuf battu dans la poêle une fois qu'il est complètement chaud. Pour former un cercle complet, secouez la casserole ou utilisez une cuillère pour répartir l'œuf uniformément au fond de la casserole. Pendant que l'œuf cuit, assaisonnez avec une pincée de sel et de poivre.
4. Laisser cuire les bords pendant 30 à 60 secondes avant de les retourner délicatement pour cuire l'autre face. Cuire pendant 30 à 60 secondes.
5. Placer l'œuf sur une assiette pour qu'il refroidisse avant de continuer avec les œufs restants.
6. Ces wraps peuvent être conservés au réfrigérateur pendant 1 à 2 jours après leur fabrication.

la nutrition

Quantité par portion : Calories : 70 Gras total : 20 g Gras saturés :
6 g Cholestérol : 740 mg Glucides : 0 g Fibres : 0 g Protéines : 24
g

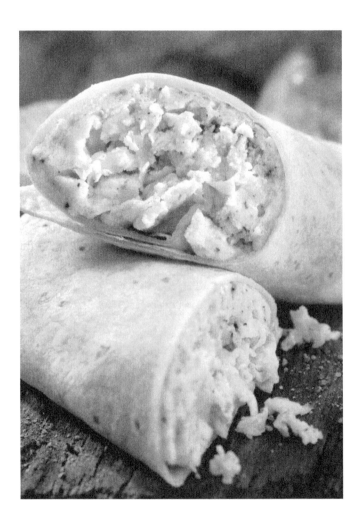

37. WRAPS AUX ŒUFS BROUILLÉS

Durée totale : 20 min.

Ingrédients

- 1 poivron rouge doux moyen, haché
- 1 poivron vert moyen, haché
- 2 cuillères à café d'huile
- 5 tomates italiennes
- 6 œufs
- 1/2 tasse de lait de soja
- 1/4 cuillère à café de sel
- 6 tortillas à la farine, chauffées

adresses

1. Les poivrons doivent être sautés dans l'huile dans une grande poêle antiadhésive jusqu'à ce qu'ils soient tendres. Cuire 1 à 2 min après avoir placé les tomates.
2. Pendant ce temps, dans un grand bol, fouetter ensemble les œufs, le lait de soja et le sel. Réduire le feu à moyen et verser le mélange d'œufs dans la poêle. Cuire, en remuant constamment, jusqu'à ce que les œufs soient complètement pris. Remplir chaque tortilla avec 2/3 tasse de garniture et rouler.

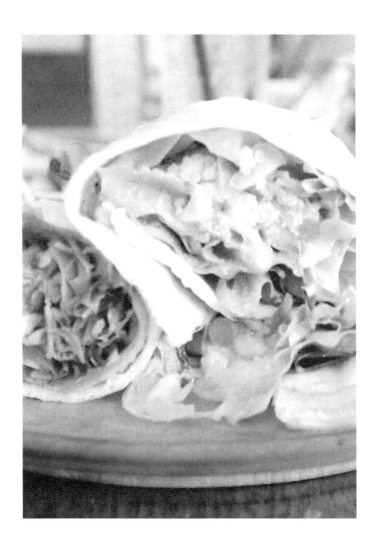

38. WRAP D'ŒUFS À L'AVOCAT À LA DINDE

Prêt en : 10 min

Préparation 5 min

cuire 5 min

Ingrédients

- de fécule de maïs
- 1 cuillère à café d'eau
- 2 gros œufs
- 2 pincées de sel, poivre
- huile de noix de coco
- 1/3 tasse de fromage râpé
- 4 fines tranches de dinde
- 1 petite tomate, tranchée
- 1/2 avocat, tranché
- 1/2 tasse d'épinards

des instructions

1. Mélanger la fécule de maïs et l'eau. Ajouter les oeufs, saler, poivrer. Chauffer une poêle antiadhésive de 12 pouces sur un grand brûleur de cuisinière à feu moyen-élevé pendant 1 à 2 min. Versez l'huile de noix de coco et étalez-la autour du moule pour bien l'enrober. Versez le mélange d'œufs en soulevant et en inclinant la poêle (comme lors de la cuisson de crêpes) pour enrober uniformément le fond. Laisser cuire (en soulevant, en inclinant et en remuant la casserole au besoin pour assurer un œuf uniforme) pendant 2 à 3 min

supplémentaires, ou jusqu'à ce que le fond soit pris et que le dessus soit légèrement humide mais presque pris.

2. À l'aide d'une spatule plate, décollez les bords de l'emballage de l'œuf, puis glissez la spatule sous l'emballage

1. et tournez-le doucement vers le côté opposé. Saupoudrer uniformément le fromage sur l'emballage et chauffer jusqu'à ce que le dessus soit pris, environ une min de plus. Retirer la poêle du feu et garnir de dinde, de tomates, d'avocats et d'épinards. Roulez la pâte, coupez-la en deux et servez immédiatement.

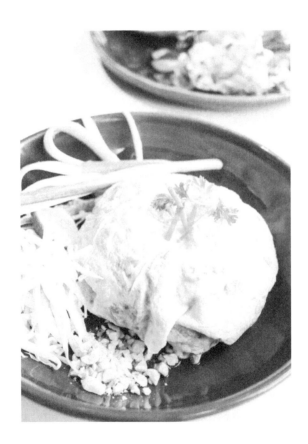

39. WRAPS AUX ŒUFS EN BOUTEILLE SANTÉ

Temps de préparation 5 min

Temps de cuisson 20 min

INGRÉDIENTS

- 6 tortillas à la farine Mission Carb Taco
- 6 œufs battus
- ½ c. Le sel,
- ½ c. Poivre
- 2 CUILLÈRES À SOUPE. huile d'olive
- 1 oignon haché
- 1 poivron rouge,
- 2 gousses d'ail hachées
- 1 c. cumin en poudre
- 1 c. poivrons
- ¼ c. poivre de Cayenne
- 1 tasse de tomates
- ¼ tasse de coriandre hachée
- 2 tasses de pousses d'épinards
- 1 avocat, coupé en deux, sans pépins
- ¾ tasse de fromage feta, émietté

DES INSTRUCTIONS

1. Combinez les œufs, 1/4 de cuillère à café de sel et 1/4 de cuillère à café de poivre dans un bol à mélanger ; mettre de côté.
2. Chauffer l'huile à feu moyen-vif. Cuire de 3 à 5 min ou jusqu'à ce que l'oignon et le poivron soient tendres et

parfumés, ainsi que l'ail, le cumin, le paprika, le poivre de Cayenne, le sel et le poivre. Cuire de 6 à 8 min ou jusqu'à ce que le mélange ait légèrement épaissi après avoir ajouté les tomates et la coriandre.

3. Verser le mélange d'œufs dans la poêle. Cuire de 3 à 5 min, ou jusqu'à ce que les œufs aient durci et que des caillés mous se soient formés, en remuant fréquemment.

4. Les tortillas grillées doivent être chauffées selon les instructions sur l'emballage. Faire même les épinards au centre de chaque tortilla, en laissant une bordure de 1 pouce aux deux extrémités.

5. Mélange d'œufs brouillés, de tranches d'avocat et de fromage feta sur le dessus. Pliez le bas de la tortilla sur la garniture, puis repliez les bords et enveloppez bien de bas en haut.

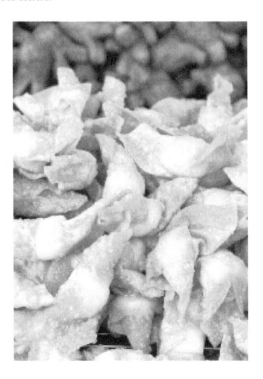

41. QUICHE AGNEAU ET FROMAGE

Temps de préparation 10 min

Temps de cuisson 22 min

Ingrédients

- 6 œufs
- ⅔ tasse de crème
- 6 morceaux d'agneau cuit, effiloché
- 1 ½ tasse de fromage, râpé
- 1/2 cuillère à café de sel
- 1/2 cuillère à café de poivre
- 1 cuillère à soupe d'agneau

des instructions

1. Préchauffer le four à 350 degrés Fahrenheit. 6 morceaux de rôti d'agneau, 1 cuillère à soupe de graisse d'agneau pour graisser une poêle en fonte de 10,25 pouces.
2. Dans un bol, 6 œufs, 4 autres morceaux d'agneau effilochés, 2/3 tasse de crème épaisse, 1 tasse de fromage et sel/poivre
3. Pour un mélange d'œufs léger et mousseux, bien battre pour incorporer de l'air. Un mixeur peut être utilisé.
4. Si nécessaire, graisser la poêle en fonte. Il me restait une cuillère à soupe d'huile de cuisson de l'agneau. Remplir à moitié une poêle en fonte avec le mélange d'œufs.
5. Après 19 min, retirer du four et garnir de 1/2 tasse de fromage et de 2 morceaux d'agneau effiloché.
6. Placer sur la grille supérieure du four pendant 1 à 2 min supplémentaires ou jusqu'à ce que le fromage commence à fondre.
7. Profitez

la nutrition

Calories : 216 kcal | Glucides : 2 g | Protéines : 11 g | Matières grasses : 19 g | Gras saturés : 11 g | Cholestérol : 175mg | Sodium : 372mg |

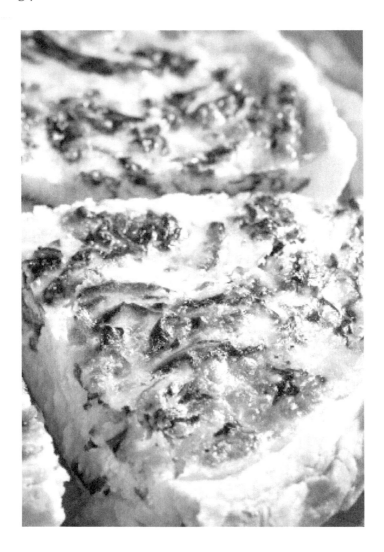

42. QUICHE LORRENA SANS CROÛTE

Temps de préparation 15 mn

TEMPS DE CUISSON 20 min

TEMPS TOTAL 35 min

Ingrédients

- soupe de beurre salé
- 1/2 oignon jaune moyen
- 1 gousse d'ail, pelée, hachée finement
- 8 tranches d'agneau
- 6 gros œufs
- 3/4 tasse de crème épaisse
- 1/2 tasse de fromage suisse râpé
- 1/2 tasse de fromage jack râpé

des instructions

1. Cuire au four à 400 degrés Fahrenheit (190 degrés Celsius).
2. Faire fondre le beurre dans une poêle moyenne à feu moyen-vif, puis ajouter l'oignon et cuire jusqu'à ce qu'il soit caramélisé et parfumé (environ 15 min). Après avoir placé l'ail, faire sauter pendant 30 secondes. Mélanger l'oignon et l'ail.
3. Remettez la casserole sur la cuisinière et placez l'agneau à l'intérieur. Frire pendant 10 à 12 min ou jusqu'à ce qu'ils soient croustillants. Pour absorber le surplus de gras, placez l'agneau sur du papier absorbant.

4. Après avoir cassé les œufs, versez la crème dans le bol avec les oignons et l'ail. Fouettez le tout jusqu'à ce qu'il soit complètement lisse

5. Dans un bol, effilocher l'agneau, puis ajouter le fromage et mélanger jusqu'à consistance homogène. Tapisser un moule à gâteau rond de 9 pouces ou un moule de même taille avec les ingrédients. Préchauffer le four à 350°F et cuire 20 min. Le mélange d'œufs doit être ferme mais pas trop raide lorsqu'il est prêt.

la nutrition

Quantité par portion : CALORIES : 353 GRAISSES TOTALES : 29 g GLUCIDES : 3 g GLUCIDES NET : 3 g FIBRES : 0 g PROTÉINES : 17 g

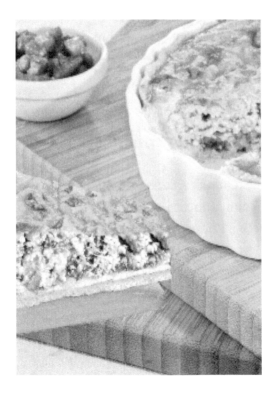

43. QUICHE CAPRESE SANS CROÛTE

Préparation : 15 min

Cuisson : 45 min

totale : 1 heure

INGRÉDIENTS

- 1 1/2 tasse de tomates raisins
- 1/2 tasse de basilic
- 4 gousses d'ail
- 10 gros œufs
- de lait d'amande non sucré
- café de sel rose
- 1/4 cuillère à café de poivre noir
- 6 onces de fromage mozzarella

DES INSTRUCTIONS

1. Préchauffer le four à 180 °C (350 °F) (177 °C).
2. Dans le bol mélangeur, mélanger les tomates, le basilic, l'ail et les 2/3 des morceaux de mozzarella. Remplissez à moitié un plat rond (ou carré) en verre ou en céramique de 9 pouces avec le mélange.
3. Mélangez les œufs, le lait, le sel de mer et le poivre noir dans un bol (vous pouvez réutiliser le même bol). Verser le mélange d'œufs sur les tomates et le basilic dans la poêle.
4. Cuire au four de 40 à 45 min ou jusqu'à ce que le pudding commence à prendre mais soit encore bancal et liquide.

5. Disposez les tranches de mozzarella restantes sur la quiche mi-cuite. Cuire au four de 20 à 25 min ou jusqu'à ce qu'ils soient dorés et complètement pris.
6. Égoutter le liquide sur les bords de l'assiette (des tomates) avant de servir. Des rubans de basilic peuvent être utilisés comme garniture.
7. 1 morceau de quiche ou 1/6 de la quiche entière.

la nutrition

Calories218

Gras 14.6g

Protéine 17.4g

Glucides totaux 3.5g

Glucides nets 2,9 g

Fibres alimentaires 0.6g

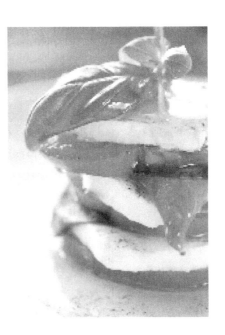

44. SALADE DE THON

Ingrédients

- des sacs de 6 onces de thon emballés dans de l'eau
- 1 cuillère à soupe de sauce
- à soupe de moutarde forte
- 1 lance de concombre à l'aneth haché
- 1 œuf dur
- Le sel
- poivre noir

des instructions

1. Mélanger tous les ingrédients dans le bol du mélangeur jusqu'à ce qu'ils soient bien combinés.
2. Servir seul ou enveloppé dans une salade.

45. BARIATRIC FRIENDLY - EMPANADAS AU THON

Temps de préparation : 15m

Temps de cuisson : 15m

Ingrédients

- 4 boîtes de thon
- 3 œufs entiers
- 1 tasse de parmesan râpé
- oignon de printemps, haché
- Fais

Cuire au four pendant 25-30 min 350 degrés F ou frire sur la cuisinière avec un peu d'huile d'olive.

la nutrition

Calories 85,8

Graisse totale - 5,2 g

Acides gras saturés - 2,2 g

Cholestérol - 63,6 mg

Sodium - 175,1 mg

Glucides totaux - 1,8 g

Fibres alimentaires - 0g

blanc d'oeuf - 7,8 g

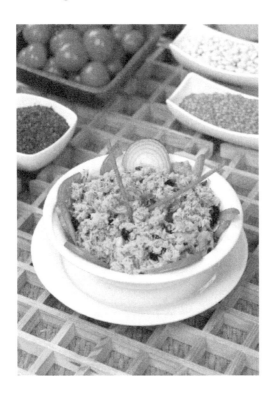

46. RECETTE DE CUISSON À LA FETA D'ÉPINARDS

TEMPS DE CUISSON 35 min

TEMPS TOTAL 35 min

Ingrédients

- 3 cuillères à soupe d'huile d'olive
- 1 oignon doux, haché
- 2 paquets d'épinards surgelés
- 1/2 cuillère à café de sel
- à café de poivre moulu
- 4 onces de fromage feta, émietté
- 1/4 tasse d'aneth haché
- Une pincée de poivre de Cayenne
- 1 tasse de farine
- café de levure chimique
- 4 gros œufs fermiers
- 1/3 tasse de lait

des instructions

1. Préchauffer le four à 350 degrés Fahrenheit. Pâte à tarte profonde de 9 pouces, graissée
2. Chauffer l'huile dans une poêle à feu moyen-élevé et faire sauter l'oignon jusqu'à ce qu'il soit tendre, environ 8 min. Disposer sur une assiette à tarte avec les épinards, le sel, le poivre, la feta, l'aneth et le poivre de Cayenne.
3. Combiner le reste des ingrédients dans un bol moyen et verser sur les épinards. Préchauffer le four à 350 °F et cuire pendant 25 à 30 min ou jusqu'à ce qu'un couteau inséré au centre en ressorte propre. Laisser reposer 5

min avant de servir ou refroidir et servir à température ambiante.

la nutrition

Quantité par portion : CALORIES : 200 GRAISSES TOTALES : 11 g GRAISSES SATURÉES : 4 g CHOLESTÉROL : 120 mg SODIUM : 450 mg GLUCIDES : 18 g FIBRES : 2 g PROTÉINES : 9 g

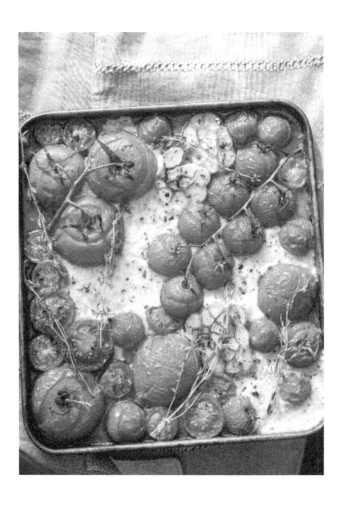

47. SALADE AUX TROIS HARICOTS

Temps de préparation : 15 min

Temps de cuisson : 5 min

Durée totale : 20 min

Ingrédients

- 8 onces de haricots verts
- une tasse d'huile d'olive extra vierge
- vinaigre de cidre de pomme, ¼ tasse
- 2 gousses d'ail, râpées
- à café de moutarde
- ½ cuillère à café de miel
- à café de sel rose
- ½ tasse d'oignon rouge tranché
- poivre noir
- 1½ tasse de pois chiches cuits
- 1½ tasse de haricots cuits
- 2 céleri, tranchés
- ½ tasse de persil haché

des instructions

1. Placer un bol d'eau glacée et porter à ébullition une grande casserole d'eau salée. Mettez les haricots verts dans une casserole d'eau bouillante pendant 2 min pour les blanchir. Séparez les haricots et plongez-les dans l'eau glacée pendant environ 15 secondes pour refroidir complètement. sécher sur un torchon.

2. Fouettez ensemble l'huile d'olive, le vinaigre de cidre de pomme, l'ail, la moutarde, le miel et le sel dans un grand bol. Mélanger l'oignon, les pois chiches, les haricots

rouges, le céleri, les haricots verts et le persil. Servir après 1 heure de refroidissement.

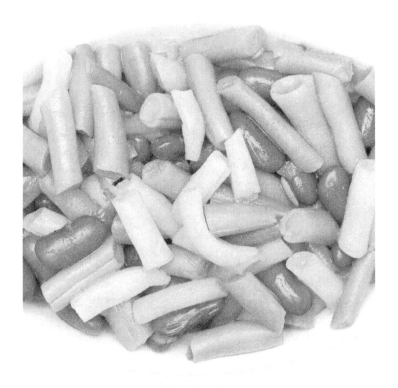

48. QUINOA DE PRINTEMPS AUX ASPERGES, POIS ET OIGNONS AU VINAIGRE

Temps de préparation : 20 min

Temps de cuisson : 20 min

Durée totale : 40 min

Ingrédients

- ¾ tasse de quinoa blanc cru
- 1⅓ tasse d'eau
- 1 botte d'asperges
- 1 tasse de petits pois surgelés,
- • ½ tasse d'oignons rouges
- ¼ tasse de persil haché
- Zest de 1 citron
- à soupe de jus de citron
- huile d'olive extra vierge
- de sel de mer,
- 1 œuf dur, râpé
- Menthe et/ou basilic pour décorer
- poivre noir
- Vinaigrette déesse verte crémeuse
- yaourt grec au lait entier
- 2 CUILLÈRES À SOUPE
- 1 gousse d'ail
- de persil ou de coriandre
- 2 cuillères à soupe d'aneth
- à café de sel rose

des instructions

1. Rincez le quinoa et placez-le dans une casserole moyenne à côté de l'eau. Porter à ébullition, baisser le feu à doux et poursuivre la cuisson 15 min. Retirer du feu et garder couvert pendant 10 min. Après avoir égrené à la fourchette, laisser refroidir.
2. Placez un bol d'eau glacée à proximité et portez à ébullition une grande casserole d'eau salée. Coupez les asperges en petits morceaux et faites-les cuire dans l'eau bouillante pendant 1 min. Égoutter, puis placer dans de l'eau glacée pour refroidir pendant 1 min. sécher complètement.
3. Mélangez tous les ingrédients de la vinaigrette. Dans un verre à mélange, mélanger le yogourt, le jus de citron, l'ail, les herbes et le sel au robot culinaire. Pulser plusieurs fois pour mélanger. La vinaigrette doit rester en place et avoir une consistance crémeuse. Si le mélange est trop épais, ajoutez 1 à 3 cuillères à soupe d'eau et mixez à nouveau.
4. Dans un grand bol, mélanger le quinoa, les asperges, les pois, les oignons marinés, les herbes hachées et le zeste de citron. Ajouter le jus de citron, l'huile d'olive, le sel et quelques pincées de poivre noir. Salez et poivrez, puis placez dans une assiette. Saupoudrer d'œuf râpé et d'herbes et arroser de vinaigrette crémeuse Green Goddess.

49. PÂTES SUISSES AU BAS

Temps de préparation : 10 min

Temps de cuisson : 15 min

Durée totale : 25 min

Ingrédients

- de pâtes de blé entier
- huile d'olive extra vierge
- 2 bottes de blettes,
- 4 gousses d'ail, tranchées
- à café de sel rose
- à soupe de jus de citron
- ½ tasse d'oignons caramélisés
- Flocons de piment rouge
- ⅓ tasse de raisins secs dorés
- ⅓ tasse de noisettes grillées
- ¼ tasse de fromage
- micro-pousse,
- poivre noir

des instructions

1. Dans une casserole avec de l'eau salée, porter à ébullition. Cuire les nouilles après al. Réserver 1 tasse d'eau féculente pour les pâtes avant d'égoutter les pâtes. Égoutter les nouilles et réserver.

2. Faites chauffer 1 cuillère à soupe d'huile dans une poêle à feu moyen. Cuire, en remuant de temps à autre, 1 à 2 min ou jusqu'à ce que les tiges de bette à carde soient tendres. Faire revenir 1 à 2 min, ou jusqu'à ce que les feuilles de blettes ramollissent, avec l'ail, le sel et quelques grains de poivre.

3. Ajouter les pâtes, les 2 cuillères à soupe d'huile d'olive restantes, le jus de citron et les oignons caramélisés, les flocons de piment rouge et les 12 tasses d'eau de cuisson restantes.
4. Nous revenons pour incorporer les raisins secs et les noisettes. Si les nouilles sont trop sèches, réservez une partie de l'eau des nouilles. Assaisonner de sel et de poivre, puis garnir de verdure si désiré.

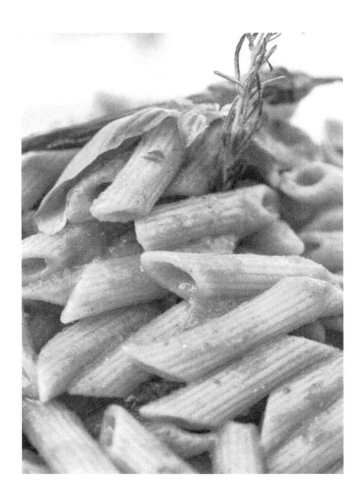

50. SOUPE AUX HARICOTS BLANCS

Temps de préparation : 10 min

Temps de cuisson : 35 min

Durée totale : 45 min

Ingrédients

- 4½ tasses de haricots cuits
- bouillon de légumes, 4 tasses
- huile d'olive extra vierge
- 1 oignon jaune, haché
- 1 piment poblano
- 1¼ cuillère à café de sel
- de piments verts coupés en dés
- 4 gousses d'ail, hachées
- à café de cumin moulu
- 1 cuillère à café d'origan séché
- de coriandre moulue
- de citron vert
- poivre noir

Ajout:

- Coriandre
- poivre vert
- Avocat en dés
- Ciboulette tranchée

des instructions

1. Mélanger la moitié des haricots blancs et des tasses de bouillon dans un mélangeur jusqu'à consistance lisse. Séparé de l'équation.

2. À la casserole, faire chauffer l'huile à feu moyen. Cuire 5 min en remuant régulièrement ou jusqu'à ce que l'oignon, le piment poblano, le sel et quelques grains de poivre soient tendres. Cuire, en remuant constamment, pendant 30 secondes après avoir ajouté les piments verts, l'ail, le cumin, l'origan et la coriandre. Enfin, ajoutez les tasses de bouillon restantes et les tasses de haricots blancs dans la casserole. Cuire pendant 10 min.

3. Ajouter la purée de haricots et cuire à découvert pendant 20 min. retirer la casserole du feu et mélanger le jus de citron vert. Assaisonner de sel et de poivre et garnir de garnitures sélectionnées et de citron vert pour presser.

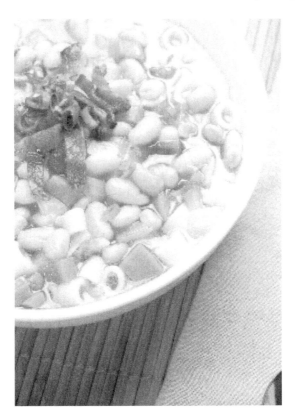

51. CRÈME DE CHAMPIGNONS

Temps de préparation : 10 min

Temps de cuisson : 30 min

Durée totale : 40 min

Ingrédients

- huile d'olive extra vierge,
- 2 poireaux moyens, blancs,
- 2 céleri coupés en dés
- 16 onces de champignons cremini, hachés
- sauce tomate, 2 cuillères à soupe
- ¼ tasse de vinaigre
- 2 grosses gousses d'ail, hachées
- à soupe de feuilles de thym
- 4 tasses de bouillon de légumes
- 1 livre de chou-fleur, fendu
- café de moutarde
- sel rose, poivre noir moulu
- choix
- Éclaboussure de lait de coco entier
- Champignons sautés
- Croûtons
- Pignons de pin grillés
- feuilles de thym vert

des instructions

1. Au four, faire chauffer l'huile à feu moyen. Cuire 5 min, en remuant de temps en temps, avec les poireaux, le céleri et 14 cuillères à café de sel. Cuire pendant 8 à 10 min supplémentaires, ou jusqu'à ce que les champignons soient tendres.

2. Après avoir ajouté la sauce, le vinaigre, l'ail et le thym, cuire de 30 secondes à 1 min ou jusqu'à ce que le vinaigre se soit évaporé. mélanger le chou-fleur et le bouillon dans la casserole.

3. Cuire à découvert pendant 20 min ou jusqu'à ce que le chou-fleur soit très tendre. Placer la moutarde et le vinaigre dans un mélangeur et mélanger jusqu'à consistance lisse. Si votre soupe est trop épaisse, diluez avec un peu d'eau au blender pour obtenir une texture crémeuse. Assaisonnez de sel et de poivre, puis servez avec les garnitures de votre choix.

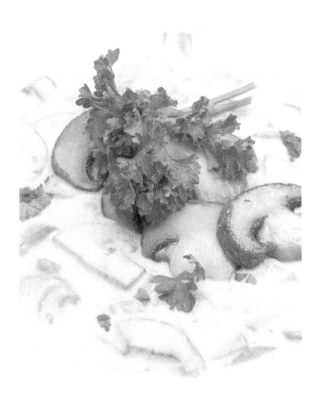

52. BOL DE TOFU ET BROCOLI AVEC VINAIGRETTE CAROTTE-GINGEMBRE

Temps de préparation : 30 min

Temps de cuisson : 45 min

Ingrédients

- 2 tasses de riz brun cuit
- 1 brocoli rôti
- 1 recette de tofu au four
- 1 gros avocat, tranché
- Vinaigrette aux carottes et au gingembre
- radis tranché
- Micro-pousses
- Graines de sesame
- Flocons de piment rouge,
- Le sel

des instructions

1. Placer le riz, le brocoli, le tofu et l'avocat dans chaque bol.
2. Arroser de vinaigrette et garnir de tranches de radis, de verdure, de graines de sésame et de flocons de piment rouge, si désiré. Assaisonner de sel et de poivre, puis servir côte à côte avec le reste de la vinaigrette.

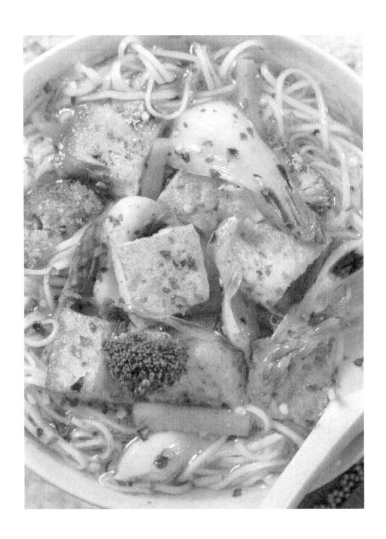

FIN

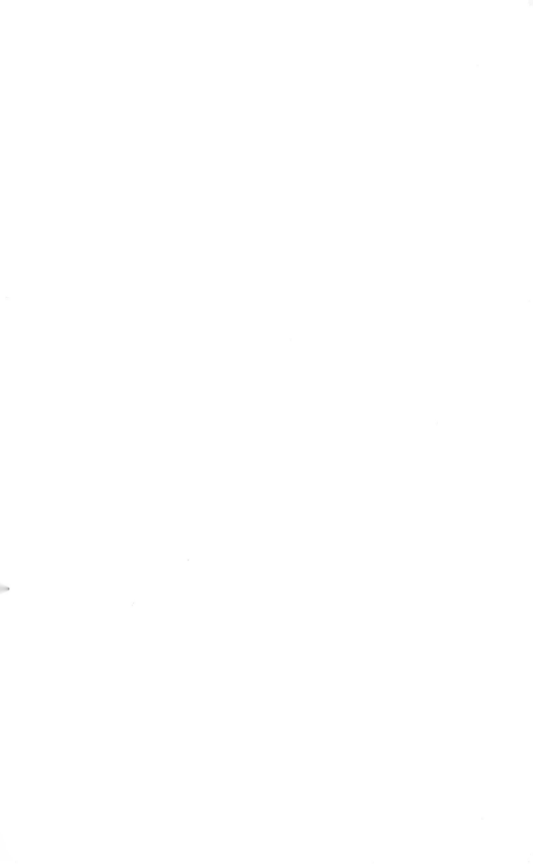

Printed in France by Amazon
Brétigny-sur-Orge, FR

14107619R00077